冠心病中西医结合心脏康复

主审　吴宗贵　王显　吴伟

副主编　何贵新

主编　莫霄云　张清伟　林琳　杨朔
　　　王涛艳　刘倩　吴成强

编委　（以姓氏笔画为序）

王明远　王涛艳　王雪娟　王颜鹏
邓学秋　玉黎燕　刘倩　李凤球
杨宇　杨朔　吴成强　何贵新
张清伟　张惠淋　林琳　林丽霞
秦伟彬　莫霄云　银世杰

人民卫生出版社
·北京·

U0229305

版权所有，侵权必究！

图书在版编目（CIP）数据

冠心病中西医结合心脏康复 / 何贵新主编. -- 北京：人民卫生出版社，2024. 7. -- ISBN 978-7-117-36661-8

Ⅰ. R541. 409

中国国家版本馆 CIP 数据核字第 20246BC929 号

| 人卫智网 | www.ipmph.com | 医学教育、学术、考试、健康，购书智慧智能综合服务平台 |
| 人卫官网 | www.pmph.com | 人卫官方资讯发布平台 |

冠心病中西医结合心脏康复
Guanxinbing Zhongxiyi Jiehe Xinzang Kangfu

主　　编：何贵新
出版发行：人民卫生出版社（中继线 010-59780011）
地　　址：北京市朝阳区潘家园南里 19 号
邮　　编：100021
E - mail：pmph @ pmph.com
购书热线：010-59787592　010-59787584　010-65264830
印　　刷：北京汇林印务有限公司
经　　销：新华书店
开　　本：710×1000　1/16　印张：13　插页：2
字　　数：192 千字
版　　次：2024 年 7 月第 1 版
印　　次：2024 年 9 月第 1 次印刷
标准书号：ISBN 978-7-117-36661-8
定　　价：58.00 元

打击盗版举报电话：**010-59787491**　**E-mail：WQ @ pmph.com**
质量问题联系电话：010-59787234　**E-mail：zhiliang @ pmph.com**
数字融合服务电话：**4001118166**　　**E-mail：zengzhi @ pmph.com**

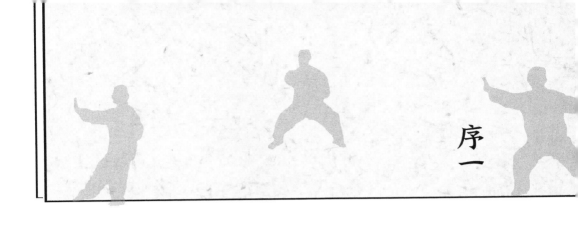

"十四五"时期是我国全面建成小康社会、实现第一个百年奋斗目标之后，乘势而上开启全面建设社会主义现代化国家新征程，向第二个百年奋斗目标进军的第一个五年。《"十四五"中医药发展规划》明确提出中医药作为我国独特的卫生资源、潜力巨大的经济资源、具有原创优势的科技资源、优秀的文化资源和重要的生态资源，在经济社会发展中发挥着日益重要的作用。中医药具有简、效、便、廉及覆盖面广的优点，在人口老龄化及城市化进程加速、心血管疾病给居民和社会带来的经济负担日渐加重的时刻，中医心脏康复发挥的作用愈加重要。

中医心脏康复主要通过"养"和"治"的结合，采取运动疗法、心理疗法、饮食疗法等综合性康复措施，使人体阴阳趋于平衡，脏腑调和，气血畅通，从而恢复心脏"主神明"与"主血脉"之功能。

本书从冠心病心脏康复的发展、理念概述、评估方法，以及中医疗法在心脏康复中的应用、冠心病中医心脏康复个体化研究、岭南地区冠心病常见体质的治未病调养、中医护理在冠心病介入术后心脏康复中的应用、冠心病危险因素的中医预防等方面进行详细的论述，系统展示了冠心病中西医结合心脏康复的诊疗方案，具有较高的临床实用性和可读性，为广大中医，中西医结合、临床医学医务工作者及心脏康复专业医学生提供了优质的系统学习平台。

海军军医大学第二附属医院　吴宗贵教授
2024 年 1 月

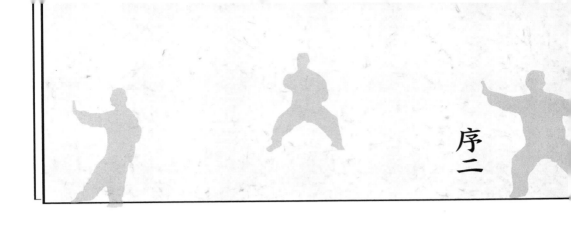

序二

《中国心血管健康与疾病报告 2022》指出，心血管疾病危险因素对我国居民健康的影响愈加明显，心血管疾病发病率仍持续增高，给居民和社会带来的经济负担日渐加重。故科学、有效的心脏康复治疗的重要性愈加凸显。目前，我国的心脏康复事业在探索中不断发展，但尚存在的较多问题阻碍其进一步推广和应用。由于心脏康复体系及指导理论的不完善，现有诊疗体系不能为患者提供个体化的心脏康复方案，直接影响着心血管疾病患者的近远期预后。

以中药内服、针灸、功能锻炼等单独或联合治疗为主的中医心脏康复具有独特的优势，其在康复过程中注重天人相应、形神和谐，体现了以人为本的医学人文精神。中医心脏康复能够引导患者重视自身在心脏康复过程中的主观能动性，激发患者参与康复的兴趣。在党和国家倡导大力发展中医药的时代背景下，为了适应新形势下高等中医药院校教育教学改革和发展的需要、培养传承中医药文明的专业技术人才，本书作者组织了众多国内具有丰富中医、西医临床经验的医务工作者，结合临床实践及我国的基本国情，编写了这本《冠心病中西医结合心脏康复》。本书具有较高的临床实用性和可读性，适合广大中医、中西医结合、临床医学医务工作者及医学生深入学习。

北京中医药大学东直门医院　王显教授
2024 年 1 月

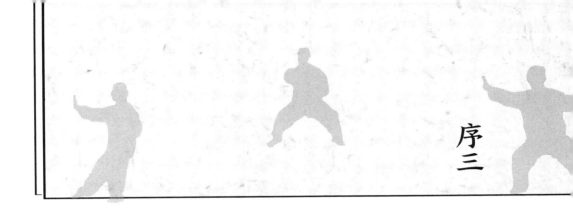

序
三

　　在我国,冠心病的发病率逐年上升,且发病年龄趋向年轻化,因此,积极防治冠心病迫在眉睫。心脏康复可减轻冠心病对患者身体及精神的影响,改善症状,改善精神、心理及职业状况,对于降低心脏病的病死率、提高患者的生活质量具有重要意义。中医治未病理论已传承发展逾千年,包括未病先防和既病防变两个方面,其中关于心脏康复的内容丰富且历史悠久,包括中药内服、针灸、功能锻炼等,已越来越多地应用于临床,以其独特的疗效而为患者接受。本书在中医心脏康复关注度不断提高、心脏康复医务工作者对该领域知识需求不断增加的背景下应运而生。

　　2021 年 6 月 10 日,国家卫生健康委、国家中医药局、中央军委后勤保障部卫生局联合发布《关于进一步加强综合医院中医药工作推动中西医协同发展的意见》,给中西医结合带来了重大的发展契机,这也必将带来对中西医结合人才培养和知识储备的巨大需求。鉴于此,本书作者在查阅大量相关中医典籍及现代心脏康复最新研究成果的基础上,组织国内具有丰富中医、西医临床经验的医务工作者,结合临床实践及我国的基本国情,从中西医结合角度出发,编写了这本《冠心病中西医结合心脏康复》。本书可读性强、实用性好,若能促进中西医结合心脏康复整体水平的提高,将是编者最大的欣慰。

广州中医药大学第一附属医院　吴伟教授

2024 年 1 月

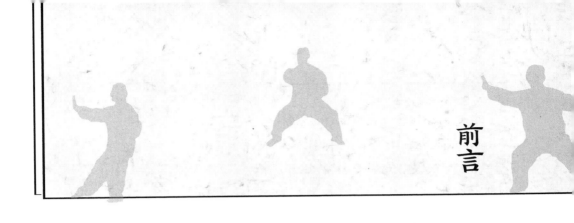

前言

　　心血管疾病的持续高发，将心脏康复提升到了极其重要的地位。临床实践证明，以中药内服、针灸、功能锻炼等单独或联合治疗为主的中医心脏康复，在提高冠心病患者介入术后运动能力、生活质量和生存质量，降低心血管风险等方面疗效突出。中医心脏康复具有独特的优势，引导患者重视自身在心脏康复过程中的主观能动作用，在康复过程中注重天人相应、形神和谐，体现了以人为本的医学人文精神。中医心脏康复注重整体康复、辨证康复、功能康复，采用的康复手段以中医理论为指导，均有长期的实践经验积累，易于操作，便于推广。在党和国家倡导大力发展中医药的时代背景下，《冠心病中西医结合心脏康复》孕育而生，为广大中医、中西医结合、临床医学医务工作者及医学生提供了一个科学的学习平台。

　　本书作者在查阅大量相关中医典籍及现代心脏康复最新研究成果的基础上，组织国内具有丰富中医、西医临床经验的医务工作者，结合临床实践及我国的基本国情，编写了这本《冠心病中西医结合心脏康复》。本书共7章，第一章介绍了冠心病心脏康复的发展史，第二章分析了冠心病中医心脏康复的理念，第三章讲解了冠心病心脏康复的评估，第四章具体阐述了中医疗法在冠心病心脏康复中的应用，第五章分析了冠心病中医心脏康复的个体化研究，第六章探讨了岭南地区冠心病常见体质的治未病调养，第七章介绍了中医护理在冠心病介入术后心脏康复中的应用。为方便广大读者学习心脏康复的中医功能锻炼，本书提供了精美的图片供读者学习。但由于时间仓促、经验不足，疏漏谬误之处在所难免，还望诸位读者及学界同仁不吝赐教。

　　本书在编撰过程中得到了多位业界专家前辈的大力支持及关怀，以及广西中医药大学第一附属医院全体领导和心血管内科二区全体医护人员、研究生的大力支持,在此表示衷心的感谢!

特别鸣谢在本书编撰过程中参与文献研究的研究生:郑国坤、黄金琳、文琦、刘誓海、黄振乐、甲子永、韦娟、王超博、杨苹花、王雯雯。

目录

第一章　冠心病心脏康复的发展

第二章 冠心病中医心脏康复理念概述

第三章 冠心病心脏康复评估

第四章　中医疗法在冠心病心脏康复中的应用

第五章　冠心病中医心脏康复个体化研究

第六章　冠心病常见体质的治未病调养

第七章　中医护理与冠心病心脏康复

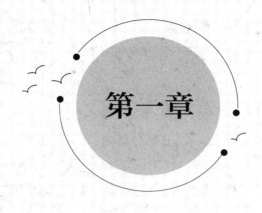

第一章

冠心病心脏康复的发展

第一节 中医心脏康复的起源与发展

中医学对"心"的认识:心位于胸腔偏左,膈膜之上,肺之下,圆而下尖,形如莲蕊,外有心包卫护,如《类经图翼·经络》说:"心象尖圆,形如莲蕊。"心与小肠、脉、面、舌等构成心系统。心,在五行属火,为阳中之阳脏,主血脉,藏神,为五脏六腑之大主、生命之主宰,如《类经》指出:"心为五脏六腑之大主,而总统魂魄,并赅意志,故忧动于心则肺应,思动于心则脾应,怒动于心则肝应,恐动于心则肾应,此所以五志惟心所使也。"

一、中医心脏康复的理论起源

我国古代医家重视心病康复,以形神康复为立足点,多种康复治疗手段并用,因时因地因人辨证施治,重视个体差异,力求人体五脏六腑的统一、形与神的统一、人与自然和社会的统一。

(一)防风避寒,顺应四时变化

《素问·上古天真论篇》指出:"虚邪贼风,避之有时。"《灵枢·五邪》云:"邪在心,则病心痛。"风邪极易诱发或加重心脏疾患,心脏病患者尤应注意防风避寒,及时添减衣物,适应季节冷暖。《素问·四气调神大论篇》云:"圣人春夏养阳,秋冬养阴,以从其根,故与万物沉浮于生长之门。"《素问·脏气法时论篇》则记载:"心病者,日中慧,夜半甚,平旦静。"心脏病患者需顺应四时节气及昼夜转换的时序变化,调整起居作息、运动锻炼、饮食用膳等日常习惯。

(二)起居有常,防止劳作过度

《素问·上古天真论篇》曰:"上古之人,其知道者,法于阴阳,和于术数,食饮有节,起居有常,不妄作劳,故能形与神俱,而尽终其天年,度百岁乃去。"提倡动而不劳,静而少虑,起居有常,劳作有度。正如《养性延命录·教诫》所言:"体欲常劳,食欲常少,劳无过极,少无过虚。"对于心脏病患者,特别是老年心脏病患者,保证充足的休息和睡眠很重要。睡眠应注重"子时大睡,午时小憩",

如《灵枢·口问》所言:"阳气尽,阴气盛,则目瞑;阴气尽而阳气盛,则寤矣。"

(三)动静结合,达到形神并养

《素问玄机原病式·六气为病》曰:"神能御其形。"《荀子·天论》曰:"形俱而神生。"中医强调形神一体,形指形体结构,神指精神情志,形与神是相互为用的统一整体。中医康复强调形体宜动,心神宜静,静以养神,动以养形,形神并养,做到动静守恒,中和为度,达到"形与神俱,而尽终其天年"。《老老恒言·导引》云:"导引之法甚多,如八段锦、华佗五禽戏、婆罗门十二法、天竺按摩诀之类,不过宣畅气血,展舒筋骸,有益无损。"中医传统运动具有动静结合、形神和谐、刚柔相济、富于变化的特点,能增强心气,其舒缓柔和的节奏亦可放松心志,缓和疾病带来的焦躁情绪。

(四)善用食疗,注重饮食调理

《素问·六节脏象论篇》记载:"天食人以五气,地食人以五味。"人依赖大地所产之五味而生存。在饮食上,《素问·脏气法时论篇》提出"五谷为养,五果为助,五畜为益,五菜为充",指出均衡膳食、荤素搭配才能满足人体代谢的需求,而饮食的合理搭配、适宜的烹调方式对改善心病患者的病情亦有较大的辅助作用。饮食起居失常易使人体阴阳失衡而致苛疾起,如《医学准绳》云:"饮食起居,一失其宜,皆能使血瘀滞不行也。"根据"药食同源"理论,在医生指导下将食物进行四性五味分类,根据患者中医体质进行辨证配膳,药食合用,相互协同,促进心脏康复。

(五)调节情志,避免七情过极

《素问·上古天真论篇》记载:"气从以顺,各从其欲,皆得所愿。故美其食,任其服,乐其俗,高下不相慕。"《灵枢·口问》则曰:"悲哀愁忧则心动,心动则五脏六腑皆摇。"认为五脏主五情,运用五脏生克乘侮的关系协调脏腑与情志,以减少不良情绪对心的不利影响,同时结合转移注意力、正确抒发情绪、言语疏导等手段,培养不以物喜、不以己悲的心态,尽量减少不良情志刺激,建立友好和谐、融洽健康的人际关系,对心脏康复大有裨益。

(六)辨证施治,运用内外疗法

《兰台轨范·序》曰:"欲治病者,必先识病之名,能识病名而后求其病之所由生,知其所由生又当辨其生之因各不同,而病状所由异,然后考其治之之法。"孙思邈主张"内外相扶",针刺、艾灸、推拿、外敷、熏洗等中医外治法具有协调阴阳、通畅血脉的作用,综合运用内外治法能有效改善头晕、乏力、纳呆、多汗、失眠、便秘等全身症状。张子和有通过针灸配合舞蹈及音乐疗法治疗心痛的记载,如《儒门事亲·九气感疾更相为治衍》记载:"余又尝以针下之时便杂舞,忽笛鼓应之,以治人之忧而心痛者。"

(七)三因制宜,重视个体差异

《素问·水热穴论篇》有"春取络脉分肉""夏取盛经分腠""秋取经俞""冬取井荥"的记载。《素问·异法方宜论篇》言:"故东方之域,天地之所始生也。鱼盐之地,海滨傍水,其民食鱼而嗜咸,皆安其处,美其食。鱼者使人热中,盐者胜血,故其民皆黑色疏理。其病皆为痈疡,其治宜砭石。故砭石者,亦从东方来……其民食杂而不劳,故其病多痿厥寒热,其治宜导引按跷。故导引按跷者,亦从中央出也。"疾病的发生、发展与转归受多方面因素的影响,如时令气候、地理环境、年龄大小、体质强弱、生活习惯等,在进行心脏康复时,必须根据具体情况,因时、因地、因人制宜,制订个体化康复方案,才能取得预期的康复效果。

二、中医心脏康复的理论发展

(一)从"扶阳"理论辨心脏康复

《素问·阴阳应象大论篇》言:"阴阳者,天地之道也,万物之纲纪,变化之父母,生杀之本始,神明之府也。治病必求于本。"所谓"本",就是从阴阳着手。心为君火,是一身之主,对阳气的产生和运行起重要作用,相当于人体的发动机。因此,心脏康复需重视顾护阳气,处处不忘扶助阳气,以达"阴平阳秘"或正复邪去、阴阳复归平衡的正常生理状态。

(二)从"治未病"理论辨心脏康复

治未病理论包括 3 个方面,即未病先防、已病防变和病愈防复。以治未病理论指导心脏康复主要指已病防变及病愈防复。患者在医院得到系统的治疗后,疾病处于稳定状态或相对稳定状态,此时对其进行心脏康复,防止疾病再次发作或者进一步恶化。

(三)从"气脉常通"理论辨心脏康复

"气脉常通"始载于《素问·上古天真论篇》:"帝曰:有其年已老,而有子者,何也? 岐伯曰:此其天寿过度,气脉常通,而肾气有余也。"气脉通畅流利,如环无端,运行无阻,且"气脉常通"为人体正常生理现象,围绕"气脉常通"理论,调气血,通脉道,助心康。

(四)从"双心同治"理论辨心脏康复

《景岳全书·郁证》云:"情志之郁,则总由乎心,此因郁而病也。"所谓"双心同治",即在治疗心血管疾病的同时,重视患者的心理精神问题,既关注"血脉之心"又重视"神明之心"对患者的影响。中医学对于"双心同治"的认识最早可追溯到《黄帝内经》,首次将"双心同治"的概念引入中医基本理论,认为心具有主血脉和主神志两大生理功能。重视"血脉之心"与"神明之心"一体,"形神合一"才能实现身心健康的要求和目标。

三、中医心脏康复的整体特点

(一)整体康复观

中医学整体观念认为人体是一个整体,并与周围的环境构成一个整体。因此,中医康复的原则就是要达到整体康复,既是脏腑功能上的协调统一,也是形体上的协调统一,亦是机体与环境的协调统一。中医心脏康复同样需要整体观念指导,在恢复心脏功能时不仅要关注心脏康复,还要关注心脏与其他脏腑之间的关系。在恢复心脏运动耐力的基础上,注重脾主肌肉在心脏康复中的作用;在情志方面,注重肝主疏泄与心主神明的结合。

(二)辨证康复观

中医心脏康复应遵循辨证康复原则,制订个性化康复方案。首先对病情进行评估,包括机体气血、阴阳、虚实的判断,以及精神、情志、饮食状态等评估,然后辨病与辨证相结合。

(三)功能康复观

中医心脏康复以身心障碍者为研究对象,其目的是消除或减轻身心障碍引起的负面影响,促进功能恢复、形神合一。通过中医康复手段,恢复脏腑的生理功能,恢复患者的日常生活活动能力,甚至恢复患者参与社会职业活动的体力、技能、智能等。

(四)中医心脏康复治疗

中医康复治疗包括药物治疗和非药物治疗,尤当重视非药物治疗。非药物治疗包括运动锻炼、心理康复、饮食调节等方面。

中医康复理念源远流长,历经几千年的传承发展,逐渐形成了包括生活起居、精神调摄、饮食调理、形体运动、整体观念、辨证施治、三因制宜等在内的较为完整的思想框架,目前也开展了相关的循证实践,取得了一些成果。然而中医心脏康复还需不断完善,多方面探索,最终形成一套系统相对成熟、符合我国国情的心脏康复模式。

第二节 西医心脏康复的现状

一、西医心脏康复概述

世界卫生组织将心脏康复定义为:使心脏病患者恢复适当的体力、心理和社会适应能力,并使患者通过自己的努力在社会上尽可能占有正常地位的一切措施。心脏康复包括运动、药物、健康教育、心理干预、社会咨询、营养、睡眠管理等多种协同的综合干预措施,通过对心血管疾病危险因素的研究来给患者进行合理指导,从而使患者保持身心健康,降低心血管疾病的发病率。此外,通过评定心血管疾病患者的心功能等级,指导患者规律服药、进行运动训练,从而减轻症状,增强体力,延缓甚至逆转病变,提高其生活质量,尽早恢复工作,回归社会。一项有 60 万例冠心病患者参与的研究结果显示:接受心脏康复治疗患者的 5 年生存率较未接受心脏康复治疗者提高 21% ~ 34%,并且不论康复次数的多少均可获益,其产生的临床疗效与心血管疾病的二级预防用药(如他汀类及 β 受体阻滞剂)相当,而医疗花费却远远低于预防用药。因此,心脏康复具有投入少、效果好、质量高的特点,应贯穿于疾病预防、治疗和康复的整个过程之中。

二、国内外心脏康复的起源及现状

(一)国外心脏康复的起源及发展

国外心脏康复起源于 20 世纪 50 年代,医务人员普遍认同急性心肌梗死(AMI)患者应绝对卧床休息或限制体力活动 ≥ 6 周,才会减少心肌梗死区做功,利于心肌形成牢固的瘢痕,以降低心脏破裂的风险,但有医生通过临床观察发现卧床时间较长会导致一系列不良的后果,如身体虚弱、害怕活动、情绪抑郁、便秘等,且易导致深静脉血栓形成、坠积性肺炎等并发症,延长了患者的住院时间,增加了医疗费用。1952 年,Levine 和 Lown 提出"扶手椅疗法",建议 AMI 患者采取坐位双下肢下垂方法,以利于恢复,提高生活质量。

心脏康复概念的萌芽可追溯至 1772 年,在心绞痛的概念出现后,国外学者发现患者每天劳动半小时可以改善心绞痛的症状,即可理解为现在所谓的心肌缺血预适应。早期心脏康复的倡导者们曾经遭受到强烈的反对,但是经过不懈的努力,力排众议,终于在 1968 年,Satin 等发表研究结果,强有力地证实了尽早活动的重要性。后来又经过众多学者的努力,将心脏康复发展成多学科协作的方法来帮助心脏病患者最大程度地恢复体力及心理状态。

2007 年,美国心血管和肺康复协会(AACVPR)/美国心脏协会(AHA)定义心脏康复为长期的综合计划,内容包括医疗评估、运动处方、纠正危险因素、宣教等。在 2014 年美国心脏病学会基金会(ACCF)和 AHA 联合制定的《心力衰竭治疗指南》中,将急性 ST 段抬高心肌梗死(STEMI)和非 ST 段抬高心肌梗死(NSTEMI)患者治疗后行心脏康复作为 I 类推荐、B 类证据,心脏康复已成为治疗稳定期冠心病及预防患者再发心血管事件的重要手段。

(二)国内心脏康复的起源及发展

国内心脏康复开展较晚,于 20 世纪 80 年代开始,胡大一教授首先提出开展"心脏康复"为患者提供更好的治疗,以帮助心脏病患者更好地恢复。然而由于缺乏心脏康复理念、重视程度不高,且心脏康复专业性强,流程相对复杂,操作有风险,经过 30 余年的发展,仍处于早期阶段,明显滞后于肢体康复,90% 的医院没有开展心脏康复的意识。

近年来,我国心脏康复发展迅猛,相关学会发布了有关心脏康复的各种共识,如《冠心病康复与二级预防中国专家共识》《心血管疾病康复处方——增强型体外反搏应用国际专家共识》《慢性稳定性心力衰竭运动康复中国专家共识》《经皮冠状动脉介入治疗术后运动康复专家共识》等。中国康复医学会心血管病专业委员会先后制定和修订了《中国心肌梗塞康复程序参考方案》《心脏分级运动试验结果判定标准》《AMI 心脏康复危险分层法》《冠心病康复与二级预防中国专家共识》《冠心病患者运动治疗中国专家共识》《中国经皮冠状动脉介入治疗后康复程序》等。与发达国家相比,我国 PCI 术后心脏康复起步晚、发展缓慢,且患者参与率低,目前我国约 22% 的医院开展了心脏康复,13% 的医院开展了 I 期心脏康复,17% 的医院开展了 II 期心脏康复,8% 的医院同时开展了 I 期和 II 期心脏康复。我国心脏康复虽起步较晚,但呈稳步发展趋势,且其与我国国情相结合后形成了独特的中西医结合心脏康复模式,未来还需要不断更新相关共识和指南,完善质控指标和建设标准。

(三)心脏康复的三个阶段

心脏康复的目的在于促进、恢复心脏功能并预防心血管事件的发生,主要包括三个阶段,即患者在住院期间的康复(I 期康复)、出院早期的康复(II 期康复)、后期的持续随访(III 期康复),在这三个阶段中涉及的康复内容主要有病情评估、健康教育、安全用药、控制与减少危险因素、合理运动、保持良好的心理状态、介入手术等。心脏康复程序在出现心脏疾病症状时就要启动并且贯穿在整个治疗过程中,但在每个阶段又有各自的侧重点即阶段性。

I 期康复又称急性住院期康复,指患者住院期间的心脏康复,时间多为 1 周左右,适用于 8 小时内无新发胸痛或再发胸痛的患者,病情稳定者常于择期经皮冠脉介入术(PCI)前或 PCI 后 24 小时内开始,病情不稳定者则可延迟至 PCI 后 3 ~ 7 天。I 期康复期间可通过监测 C 反应蛋白等炎症指标及心肌肌钙蛋白 I(cTnI)、心肌肌钙蛋白 T(cTnT)、N 末端脑钠肽前体(NT-proBNP)、早期右房室瓣反流峰速与右房室瓣流速比（E/FPV）等指标来预测患者心肺功能康复情况。采用国际公认标准，从运动能力、营养、睡眠、心理、戒烟、呼吸功能、心功能等方面评估患者情况，从而为选择适宜的心脏康复措施提供重要参考。此外，Ⅰ期心脏康复还包括住院期间针对心血管危险因素的教育和培训。

Ⅱ期康复指患者出院后在门诊开展的康复，是心脏康复的核心阶段，指在有医疗监督下的门诊康复训练及心理、营养支持，其中运动康复是该阶段最重要的环节。一般在患者出院后 1 ~ 6 个月开始运动康复，行 PCI 和冠状动脉旁路移植术（CABG）者则常规于术后 2 ~ 5 周进行运动康复，目的是降低风险因素。然而，不稳定型心绞痛发作时、严重心律失常、高血压未控制 [静息收缩压 > 160mmHg（1mmHg=0.133kPa）和 / 或静息舒张压 > 100mmHg]、美国纽约心脏协会（NYHA）分级Ⅳ级患者不适合进行运动康复。

Ⅲ期康复是Ⅱ期康复的延续，主要指社区或居家康复，该期康复不需在监护下进行，主要靠患者进行自主康复运动。其中，减少危险因素是该阶段训练的重点。在这个阶段，大部分训练是延续第二阶段的训练。目前，居家康复的有效性和安全性及如何监督是国内外科研的重点方向。相关研究证明，Ⅲ期心脏康复与Ⅰ期、Ⅱ期心脏康复在提高患者心肺运动能力、安全性、改变风险因素可能性、提高患者生活质量及医疗成本方面有相似的效果，并没有明显差异。Ⅲ期心脏康复还可以提高患者的自我管理能力，减少焦虑，降低再入院率和病死率，且其模式更加灵活，实施方便，在康复时能更好地保护隐私，提高患者的依从性。然而，Ⅲ期心脏康复在评估高危患者严重心血管事件风险能力方面存在不足，因此，现阶段的Ⅲ期心脏康复主要针对低、中等危险的患者开展。

（四）目前存在的问题及展望

目前，我国的心脏康复事业在探索中不断发展，但是仍有很多问题阻碍其进一步推广和应用。由于心脏康复体系的不完善，不能为患者提供个体化的心脏康复项目设计，无法取得最佳的治疗效果，对患者的治疗无法达到预期的目标，这影响着临床医师对于心脏康复治疗的选择；现有心脏康复治疗费用普遍较高，给心血管疾病患者造成了巨大的经济负担，患者无力承担心脏康复治疗的费用,无法从心脏康复治疗中获益,这严重阻碍着心脏康复治疗的推广。此外,传统Ⅰ期、Ⅱ期心脏康复主要是以医院为中心进行的,存在参与率低、患者依从性差等问题。Ⅲ期心脏康复在家庭或社区中进行,侧重于患者的自我管理,需更高程度的自我监测和无监督的锻炼,但大部分患者很难完成从治疗干预到终生自我管理的转变,影响心脏功能恢复及预后。

第三节 冠心病介入术后中医心脏康复治疗模式

心脏康复具体干预措施主要包括药物干预、运动干预、心理干预3个方面。中医心脏康复从中医养生康复理论出发,将中医养生特色渗透于心脏康复的具体措施中,形成一套以中医为主的心脏康复方案,现将中医心脏康复常用康复治疗模式分述如下:

一、以心脏导引法为主的康复治疗模式

东晋许逊所著《灵剑子》一书中提到以导引理论为基础的心脏康复保健方法,这也是目前世界上首次记录的有关心脏康复及锻炼的方法——心脏导引法。心脏导引法通过运动、调节呼吸、疏通经络对心脏进行间接的锻炼,保持脏腑器官协调统一,以达到保健的目的。

(一)呼吸吐纳

吐纳,即吐故纳新,主要包括不息、散气、咽气。

不息强调闭气,吸气后屏气,并尽量延长屏气的时间,造成机体轻度缺氧状态。肺吸入的清气下达于肾,由肾摄纳,肺肾相互配合,共同完成呼吸的生理活动。该呼吸运动可加强肺部通气,增加肺泡弹性回缩力,减少肺泡内残气量,使气体充分弥散,增加肺泡内气体与毛细血管中血液的氧合。

通过意念使阻滞的气从脚趾出,此过程为散气。"气滞血瘀,百病丛生",气滞为多种疾病的病因,散气可使郁滞的气得以宣散,用意念将全身的浊气以经络为通道排出体外,疏通经络。

咽气多同时配合吞津液辅以摩腹,令津液下行,有养肝明目、补脾养津、补肺养气之功效。

(二)八段锦

八段锦之名,最早见于南宋洪迈所著《夷坚志》中:"政和七年,李似矩为起居郎……尝以夜半时起坐,嘘吸按摩,行所谓八段锦者。"现代的八段锦在内容和名称上均有所改变。八段锦练习无需器械,不受场地限制,简单易学,节省时间,作用显著,适用人群广泛,可使瘦者健壮、胖者减肥。

八段锦具有柔和舒缓、动静相兼、圆活连贯、形与神合的特点,属有氧运动,力求达到形神合一、身心和谐的完美境界。八段锦动作动中求静、静中求动,和缓舒展,在调理脏腑、气血、经络、阴阳方面有突出表现。气血调和,经络通畅,阴平阳秘,脏腑功能正常,"五脏元真通畅,人即安和"。

(三)太极拳

"太极"一词源自《周易·系辞》:"易有太极,是生两仪。"宋朝周敦颐《太极图说》中的第一句话就是"无极而太极",并非说太极从无极产生,而是"太极本无极"之意,含有至高、至极、绝对、唯一之意。太极拳融合了中国古代的哲理及医理思想。太极拳受传统哲学渗透影响,具有哲理性,充满辩证思想。从哲学角度将太极拳誉为"哲拳",不仅由于太极拳的称谓及动作要领蕴含深刻的哲学意味,而且由于传统哲学思想对太极拳的全面渗透,形成了独特的运动思想。太极拳包含了传统医学的经络、腧穴、气血、导引、藏象等理论,符合医理,具有健身性。

(四)五禽戏

五禽戏是我国非物质文化遗产中的瑰宝,也是我国民间广为流传的健身方法之一,其流派众多,精彩纷呈。五禽戏是由著名医家华佗在"户枢不蠹,流水不腐"的思想指导下,以中医阴阳、五行、经络、藏象为依据,模仿虎、鹿、熊、猿、鸟五种动物的动作形态所创制的古代健身体操,用以活动筋骨、增强体质,是对导引术的归纳提升,属中低强度的有氧运动。

二、以运动为主的康复治疗模式

根据太极拳、八段锦等中国传统养生导引法,结合现代运动医学要素,综合心脏康复指南的运动指导,以及根据患者自身的心功能情况,衍生出现代中医心脏康复运动方案。

(一)弹力带强心复健操

此运动形式将有氧运动、抗阻运动、柔韧性运动和平衡性训练四种运动形式结合,并融入了中医经络养生理论,增加了穴位拍打。弹力带强心复健操动作难度分为三级,并且有坐位和立位两种训练方式,可以循序渐进地增加运动强度。与单纯有氧运动相比,抗阻运动联合有氧运动能更有效地降低患者的体脂含量,提高身体力量及心血管的健康指数。

(二)弹力带抗阻运动

弹力带抗阻运动是一种柔性抗阻运动方式,不容易发生危险,能锻炼全身大部分肌群,非常适合老年心血管疾病患者使用,是老年人抗阻运动的常见方式。弹力带携带方便、经济实用,不受年龄、场所、天气等限制,可享受到随时随地运动的方便和乐趣。目前,循环抗阻训练已被广泛应用于心血管疾病的预防与康复治疗中,是心血管疾病患者主要的力量训练方法。

(三)心脏康复操联合穴位贴敷

心脏康复操联合穴位贴敷的方式也是冠心病介入术后的研究方案。彭丽芳等将心血管疾病患者随机分为对照组和干预组,干预组在常规运动康复治疗方案的基础上,给予穴位贴敷及心脏康复操运动。穴位贴敷选取至阳穴、内关穴、神门穴、郄门穴、阴郄穴和膻中穴,除膻中穴及至阳穴外,均为双侧取穴。通过比较两组患者治疗前后血脂、心功能、焦虑抑郁、睡眠质量及生活质量评分情况,证实穴位贴敷联合心脏康复操可显著改善 PCI 术后患者的血脂水平,提高心功能,缓解焦虑、抑郁等不良情绪,提高睡眠及生活质量。

(四)郭氏养心益智操

郭氏养心益智操是郭维琴教授以经络与五脏学说为理论基础,结合传统功法创制的，在调节人体气血、促进精气神恢复方面有独特作用，在促进心脏康复的同时还能提高患者的认知水平。

郭氏养心益智操以益气活血通脉为法则，主要通过疏通手少阴心经、手厥阴心包经、足太阳膀胱经、经外奇穴结合舌操练习，改善心之气血，在提高整体精、气、神的基础上养心益智，达到心脑同治的效果。

三、以中药调理为主的康复治疗模式

中医认为心脉瘀阻是心血管疾病的主要病机，其病理变化主要为本虚标实，虚实夹杂。因此，在中医心脏康复过程中尤要注重辨证论治。李波等在PCI术后心脏康复/二级预防现状与中医证型调查研究中发现，证型划分依次为：痰瘀互阻证 54 人（41%），气虚痰瘀互阻证 22 人（16%），心血瘀阻证 21 人（16%），气虚血瘀证 20 人（15%），气虚证 8 人（6%），痰浊证 8 人（6%）。痰瘀互阻证在各个时期的人数均高于其他证型（$P < 0.05$）；围手术期主要以痰瘀互阻证、心血瘀阻证为主，后期主要发展为痰瘀互阻证与气虚痰瘀互阻证。因此，气虚、痰阻、血瘀是对 PCI 术后中医证候要素的高度概括，三者既独立存在，又相互影响，在不同的时期有所侧重。PCI 术后证型以复合证型为主，痰瘀互阻证即"标实"占主导地位，印证了活血祛痰在胸痹治疗中的重要性。而"本虚"则会在后期逐渐显现，所以标本同治是冠心病介入术后的根本内治康复大法。既辨病又辨证，病证结合，辨证论治，是中医学的特色与精华，是中医理、法、方、药在临床上的具体应用。辨病辨证是中医康复的前提和条件。在中医康复的过程中，通过辨证找出引起各种功能障碍的内在原因，对其进行有针对性的调理，从而达到治疗的目的，体现了中医康复学"治病求本"的原则。

四、以中医五行音乐为主的康复治疗模式

《黄帝内经》依据五行规律，运用角、徵、宫、商、羽五音，创立了"五音疗法"，成为中国特色音乐疗法，其在心脏康复中具有重要作用。中医五音疗法根据五音应五脏来调节身心，宫音悠扬沉静、淳朴庄重，有如"土"般宽厚结实，可入脾；商音高亢悲壮、铿锵雄伟，具有"金"之特性，可入肺；角音生机盎然、

亲切爽朗,具有"木"之特性,可入肝;徵音热烈欢快、活泼轻松,具有"火"之特性,可入心;羽音凄切哀怨、苍凉柔润,具有"水"之特性,可入肾。人有五脏,五脏之气化生五志,产生喜、怒、思、忧、恐五种情志活动。按照中医辨证论治思想,对五脏病症中的肝病用角音,脾病用宫音,心病用徵音,肺病用商音,肾病用羽音;对情志病中的怒伤肝证选角音,喜伤心证选徵音,思伤脾证选宫音,忧伤肺证选商音,恐伤肾证选羽音。五音疗法的益处在于运用音乐调节情志,无需药物治疗,避免了药物对人体的不良反应。

五、以中医情志调节为主的康复治疗模式

中医情志疗法设计简单,构思精巧,可随时随地开展治疗,不需要过多的药物和设备,甚至有很多时候是在患者不知不觉中开展的,有效减少了患者的抵触情绪,在真实自然的治疗场景下充分调动患者的情志,使之达到最佳的治疗和康复目的。临床应用时当因人而异、辨证论治、身心兼顾,针对患者的实际情况采取不同的治疗手段。心脏康复过程中,可结合患者的具体情况,将情志疗法与其他康复手段结合。只有如此才可法尽其用,提高整体康复效果。

六、以中医外治为主的康复治疗模式

中医外治法以中医整体观念及辨证论治为基础,通过对人体体表、孔窍、腧穴给予药物或物理治疗的方法,在多环节发挥效能,具有疗效确切、使用安全、不良反应小等优点,可用于心脏康复各期。经络、腧穴治疗指借助药物、手法、器械从外施于经络、腧穴而发挥作用的方法,如推拿、艾灸等。中国中医药研究促进会中西医结合心血管病预防与康复专业委员会推荐经穴体外反搏疗法、熏洗疗法、沐足疗法、耳压疗法、针灸疗法、推拿疗法、导引技术等十余种中医外治技术,形成了中医外治技术应用于心脏康复的专家建议,并希望在实践中不断完善。

七、以中医膳食调理为主的康复治疗模式

中医历来重视饮食调理,有"药食同源"之说,形成了独特的饮食文化,药

膳、药酒便是药物调治与饮食结合的例证。中医根据食物或药材的升降沉浮、寒凉温热进行性味归经,并与五脏六腑对应。《素问·宣明五气篇》云:"酸入肝,辛入肺,苦入心,咸入肾,甘入脾。"

饮食调理的原则:①辨病辨证:根据患者体质(或气虚,或血瘀,或阴虚,或阳虚等)有针对性地调理。由于心血管疾病多以气虚、血瘀、痰浊多见,药膳中多选辛温通络及甘润平和之品。②天人相应:结合四时节气变化或地域特点指导饮食调理。③全面平衡:酸苦甘辛咸,分归五脏。五味调和,则利于健康;饮食偏颇,则伤五脏。因此,饮食要全面,营养要均衡,以养五脏精气。《素问·五脏生成篇》指出:"多食咸,则脉凝泣而变色;多食苦,则皮槁而毛拔……此五味之所伤也。"心血管疾病患者尤不宜过食咸苦。

八、以心理干预为主的康复治疗模式

中医学认为心具有主血和藏神两大功能,血脉之心与神明之心相互影响。心脏康复应以心神合一为原则,做到"双心同治"。这与西医学重视心脏健康和心理健康(即"双心健康")不谋而合。中医"双心同治"理论可为心脏康复治疗提供新的诊疗思路。

综上所述,中医心脏康复主要通过"养"和"治"的结合,采取运动疗法、心理疗法、饮食疗法等综合性康复措施,使人体阴阳趋于平衡,脏腑调和,气血畅通,从而恢复心脏"主神明"与"主血脉"之功能。中医心脏康复具有简、效、便、廉及覆盖面广的优点。因此,医疗单位应该深入地开展心脏疾病的中医康复理论和临床治疗研究,针对不同患者制订个体化康复方案,让患者切实体会到中医心脏康复的优势,由被动治疗变为主动治疗。但中医心脏康复起步较晚,相关体系尚不完善,目前相关临床研究整体质量不高,仍需进一步系统梳理心脏康复的中医药手段,丰富研究证据,制定规范共识,并与西医学心脏康复方案有机融合,形成具有中国特色的心脏康复方案。

参考文献

[1] 毕颖斐,毛静远,王贤良,等.基于古籍浅探中医心脏康复的理论内涵[J].中华中医药杂志,2018,33(8):3657-3659.

[2] 龚强,郭磊磊,谢易谨,等.浅析"气脉常通"理论在急性心肌梗死患者心脏康复中的运用[J].中国民族民间医药,2020,29(21):10-12.

[3] Suaya JA,Stason WB,Ades PA,et al.Cardiac rehabilitation and survival in older coronary patients[J].J Am Coll Cardiol,2009,54(1):25-33.

[4] 聂道芳,蒋戈利,刘文红,等.试述中医心脏康复的内涵及优势[J].解放军医药杂志,2017,29(2):36-39.

[5] 胡大一.中国心脏康复的现状与发展思路[J].中国实用内科杂志,2017,37(7):581-582.

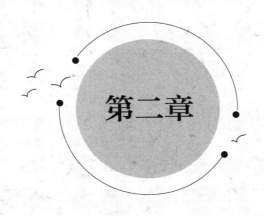

第二章

冠心病中医心脏康复
理念概述

第一节　冠心病康复人群的选择

　　冠状动脉粥样硬化性心脏病(简称冠心病)患者是因冠状动脉粥样硬化发生狭窄甚至堵塞或因冠状动脉功能性改变(包括冠状动脉痉挛)致心肌缺血、缺氧或坏死而致病的人群。一般冠心病患者的康复运动锻炼,如有氧训练配合物理治疗、作业治疗、行为治疗和危险因素纠正等,有助于促进侧支循环的形成,提高体力活动的耐受量而改善症状,提高生活质量,控制危险因素,减少复发,降低发病率和病死率。

一、特定目标人群

(一)高龄冠心病患者

　　"高龄"指年龄≥75周岁。之所以针对高龄冠心病患者,是因为相较于我国定义的60岁以上或WHO定义的65岁以上老年人,该年龄段患者的特点包括多种疾病共同存在(或基础疾病多)、病程相对较长、病情相对复杂、需要联合用药、机体功能退化更为明显,常合并心理功能障碍(如心理认知障碍)、消化系统功能异常(如营养不良)、神经系统疾病(如阿尔茨海默病、帕金森病)、运动系统疾病(如关节损伤、交叉韧带损伤或股骨头坏死)等身心疾病。同时,该年龄段人群运动能力、平衡协调性较大幅度下降。上述特点对降低该年龄段冠心病患者不良事件发生率及再住院率、改善疾病预后提出了更高的要求。

(二)合并相关疾病的冠心病经皮冠脉介入术后康复

　　1. 合并糖尿病　现阶段病情稳定的糖尿病患者,若无严重的其他脏器并发症,均适宜参与心脏运动康复。糖尿病患者行心脏运动康复的禁忌证包括糖尿病急性并发症(如糖尿病酮症酸中毒、糖尿病非酮症高渗性昏迷)、糖尿病慢性并发症(如心、脑、下肢大血管病变)、微血管病变[如肾脏病变、眼底病变(增生型糖尿病视网膜病变)]、空腹血糖>18.6mmol/L、急性感染等。忌空腹训练,餐后2小时内开始为宜。避免在降糖药/胰岛素发挥作用高峰期训练,注意监测血糖水平(＞ 16.7mmol/L 或＜ 3.9mmol/L 时禁忌运动训练)。

2. 合并心力衰竭　急性心力衰竭患者宜先对症治疗,待症状和血流动力学状况稳定或改善后,尽可能早行心脏康复,早期在冠心病监护病房中即可开始康复治疗。而慢性心力衰竭患者原则上都应参与心脏康复。康复运动训练能够增强患者的运动耐力,提升心肺功能及骨骼肌功能,改善外周血液循环及心肌缺血症状,并可通过运动训练调节神经功能及激素水平。心力衰竭患者可能合并心功能不全等情况,会影响患者的依从性,此时需结合健康教育、心理疏导、出院指导及适当的社会支持,使患者能够积极主动地参与有氧运动训练,以乐观的心态面对康复锻炼,进而有益于康复进展。有氧运动训练结合综合护理可有效改善冠心病合并慢性心衰患者的心功能及血脂水平,增强其运动耐力,对康复有促进作用。

3. 合并脑卒中　因高级中枢神经受损或周围神经受损引起神经元异常放电(如癫痫)、体位性低血压、周围神经病变、偏瘫、偏身感觉障碍,以及肌无力导致长期卧床致下肢深静脉血栓形成等,限制了脑卒中患者参与心脏运动康复。因此,应在康复前对患者进行全面评定,明确疾病分期(如脑梗死急性期、脑梗死恢复期、脑梗死后遗症期),进而明确参与运动康复的可能性及安全性,同时结合该疾病的发生、发展特点,及时把握运动康复的时间窗。

运动康复指征:脑梗死患者高级神经系统症状稳定(生命体征稳定,症状及体征不再进展)＞ 48 小时;脑出血患者经内科治疗症状稳定(生命体征稳定,症状体征不再进展)＞ 1 周或影像学检查显示血肿趋于吸收;脑出血患者经外科治疗症状稳定(生命体征稳定,症状体征不再进展)≥ 2 周或影像学检查显示血肿趋于吸收;蛛网膜下腔出血患者必须经病因学处理,且生命体征稳定、症状体征不再进展;患者意识清楚,无严重精神障碍,无高颅压,无严重和难以控制的高血压,认知能力基本正常[简易精神状态检查量表(MMSE)＞ 24 分];无其他系统严重并发症,如严重感染(重症肺炎等)、糖尿病酮症酸中毒、癫痫持续状态,无未控制的临床情况,如甲状腺功能亢进或减退、肝功能严重受损、肾功能不全、风湿性疾病急性活动、电解质紊乱、严重贫血;可耐受体育训练。

关注合并脑卒中患者的运动康复依从性:内囊受损后出现偏瘫、偏身感觉障碍、偏盲等,致患者活动受限,会被动或主动影响患者的康复依从性;合并脑卒中患者容易继发卒中后抑郁,也会被动影响患者的康复依从性。提供合理的健康教育、心理干预及社会家庭支持,制订个体化运动康复方案,有利于提高患者的康复依从性。

4. **合并其他导致运动障碍的疾病** 对于合并增龄性疾病所致运动功能障碍的高龄患者,应根据残存功能选择运动形式和制订康复方案。运动强度和运动时间应符合患者的耐受度。必要时可采用间歇训练的方法延长运动时间,如阶梯式治疗方法、主动运动痉挛肌肉的拮抗肌、按摩痉挛肌肉、温和地牵伸痉挛肌肉及药物治疗等。患者可进行复杂的平衡、肌力训练,如平衡板和接抛球训练。任务向导性功能平衡训练及运动平衡训练能提高患者的平衡功能及整体运动功能。适当的肌力训练能防止因偏瘫导致的肌肉萎缩。

二、心脏运动康复的相对禁忌证

1. 安静时心率 > 120 次 /min。

2. 安静时呼吸频率 > 30 次 /min。

3. 外周血氧饱和度 ≤ 93%。

4. 运动前评估收缩压 > 180mmHg 或舒张压 > 110mmHg(1mmHg= 0.133kPa)。

5. 3 天内体重变化超过 1.8kg;随机血糖 > 18mmol/L。

6. 不稳定型心绞痛发作时。

7. 导致血流动力学不稳定的恶性心律失常。

8. 确诊或疑似的假性动脉瘤、动脉夹层术前。

9. 感染性休克及脓毒血症。

10. 重度瓣膜病变手术前或心肌病心力衰竭急性期。

11. 临床医生认为可因运动导致恶化的神经系统、运动系统疾病或风湿性疾病。

12. 患者不愿配合。

第二节　冠心病中医心脏康复
单元概念与目标

一、中医心脏康复单元的概念

目前,国内一些知名医院的心内科设有心脏康复科,但基本以西医为主,从药物治疗到运动评估,再到运动疗法、饮食指导,基本按照欧美模式。但人们已不单纯满足于治疗疾病,而是要求全面提高健康水平和生存质量,因此,以运动为核心的心脏综合康复逐渐成为心血管疾病较为理想的治疗手段。结合我国的国情,充分发挥中医药及养生康复学的优势,对中西医结合心脏康复体系的构建具有重要的意义。

心脏康复单元不是一个特殊病房或机构,而是一种新型的病房诊疗模式,是由一个团队负责医院内的心脏康复治疗。把原本各自独立的心脏病及其合并症、并发症的治疗手段合理地组合成一种和谐、紧密、综合、全方位的治疗体系。这种新的诊疗管理体系是种多元医疗模式,是多学科的密切合作,除为心脏病患者提供中西药物治疗外,还提供心理康复、传统中医外治和健康教育等。在这个治疗模式中,不一定要采用新的治疗方法,而是把体系现有的成熟治疗方法重新整合,形成一个新的系统。这种整合后的治疗系统整体疗效大于每种疗法的疗效之和。冠心病介入术后中医心脏康复单元体现了对患者的人文关怀,在常规西药治疗的基础上配合中药辨证论治,予以益气温阳、化瘀利水等方剂,中西药并重,同时配合中医药膳、情志调理等方法,中医特色鲜明。中医心脏康复单元将患者的心脏功能、整体功能预后和患者及其家属的满意度作为重要的临床目标,而不像传统的疾病治疗,只强调缓解症状和改善病理学改变。心脏康复单元不仅是一种心脏病综合性治疗的模式,更是一种理念,是一种整合医疗或组织化医疗的特殊类型。

二、心脏康复目标

（一）中医主要证候

1. 神情与面色

冠心病康复前：少气懒言，或神疲乏力，或面色淡白／苍白，或面色萎黄，或面色晦暗，或两颧潮红。

冠心病康复后：无明显神疲乏力，面色如常。

2. 唇色

冠心病康复前：唇色淡白，或唇色紫暗。

冠心病康复后：唇色淡。

3. 肝（胆）系

冠心病康复前：善太息，或胸胁胀痛，或情志不遂诱发／加重疼痛。

冠心病介入术后康复后：情志改善。

4. 心（包）系

冠心病康复前：偶有胸痛，或胸闷，或心悸。

冠心病康复后：胸闷或心悸发作频率较康复前减少。

5. 脾（胃）系

冠心病康复前：纳食减少，或恶心呕吐，或嗳气，或脘痞，或体形肥胖。

冠心病康复后：食欲改善，恶心或嗳气频率减少。

6. 肺（大肠）系

冠心病康复前：时有气短或喘促。

冠心病康复后：气短或喘促发作频率较康复前减少。

7. 肾（膀胱）系

冠心病康复前：腰膝酸软或水肿。

冠心病康复后：无明显腰膝酸软或水肿。

8. 睡眠

冠心病康复前：失眠，或多梦，或多寐。

冠心病康复后：寐尚可。

9. 二便

冠心病康复前:大便溏,或大便秘结,小便频数黄赤,夜间多尿。

冠心病康复后:二便尚调。

10. 舌象

冠心病康复前:舌质绛,或舌有瘀点/瘀斑,或舌胖大有齿痕,苔厚腻或薄白,舌底脉络迂曲/青紫。

冠心病康复后:舌底脉络迂曲/青紫及瘀点/瘀斑较康复前程度减轻。

11. 脉象

冠心病康复前:脉沉迟或细,或脉缓,或脉弦,或脉滑,或脉结。

冠心病康复后:脉象较康复前平和。

(二)心功能主要评估指标

1. **峰值摄氧量(peak VO₂)** 指峰值运动时获得的最高 O_2 摄入量,受年龄和性别影响显著。随着年龄增长,相关的心肺功能及外周肌肉功能下降,peak VO₂ 随着年龄的增加而降低,年轻运动员与 80 岁健康女性差别可达 15 ~ 80ml/(min·kg)。冠心病康复后 peak VO₂ 回到正常范围。

2. **无氧阈时摄氧量(VO₂ AT)** 是反映心肺功能、运动耐力和机体利用氧能力的一个良好指标,通常以毫升/(千克·分钟)[ml/(kg·min)] 表示。无氧阈时摄氧量受到多种因素的影响,包括个人的训练状态、心肺功能、肌肉代谢能力等。对于未经训练的个体,无氧阈通常出现在大约 50% ~ 60% 最大摄氧量(VO₂max)时;而对于训练有素的耐力运动员,无氧阈可能出现在 70% ~ 80% 的 VO₂max。冠心病康复后 VO₂ AT 回到正常范围。

3. **氧脉搏(O₂-pulse)** 指心脏每次搏动输出的血量所摄取的氧量,可以用每分摄氧量除以每分心率来计算。O₂-pulse 反映心脏每一次搏动的氧输送量,代表心脏每次射血的供氧能力。O₂-pulse 的大小受到多种因素的影响,包括心脏的泵血能力、血红蛋白含量、肺功能,以及运动时的氧气摄取和输送效率。冠心病康复后 O₂-pulse 回到基本正常范围。

4. **运动心率(HR)** 运动中最初的心率增加是副交感兴奋性降低所致,之后是由于交感活性增加,最大心率 =220 − 年龄(岁)或 210 − 0.65 × 年龄(岁)。

HR受到多种因素的影响,包括年龄、性别、健康状况、运动强度、运动类型及个人的体能水平。冠心病康复后HR回到基本正常范围。

5. **二氧化碳排出量(VCO₂)** 指生物体在进行代谢活动时,通过呼吸作用排出的二氧化碳的量。VCO_2用于评估个体的代谢水平和呼吸气体交换率(respiratory exchange ratio,RER)。RER是呼出的二氧化碳量与吸入的氧气量的比值,可以用来估算能量来源的比例(碳水化合物与脂肪)。影响VCO_2的因素包括CO_2浓度、血液的CO_2携带能力、CO_2在组织之间的交换等。冠心病康复后VCO_2回到基本正常范围。

(三)肺功能主要评估指标

1. **肺活量(VC)** 在不限时间的情况下,尽力深吸气后做深呼气,所能呼出的最大气体容积。表示肺脏最大扩张和最大收缩的幅度,其大小受呼吸肌力、肺和胸廓的弹性、气道阻力等因素的综合影响。冠心病康复后VC回到基本正常范围。

2. **用力肺活量(FVC)** 深吸气至肺总量,做最大力量、最快速度的呼气所呼出的最大气体容积。冠心病康复后FVC回到基本正常范围。

3. **一秒率(FEV₁/FVC)** 第1秒用力呼气容积与用力肺活量的比值。冠心病康复后FEV_1/FVC回到基本正常范围。

4. **呼气流量峰值(PEF)** 用力肺活量测定过程中,呼气流量最快时的瞬间流速。冠心病康复后PEF回到基本正常范围。

5. **最大自主通气量(MVV)** 在单位时间内以尽快的速度和尽可能深的幅度所呼吸的气容积。冠心病康复后MVV回到基本正常范围。

6. **静息每分钟通气量(VE)和潮气量(VT)** VE指基础代谢状态或静息状态下每分钟所呼出的气体容积。VE增加是机体代谢需求增加的表现,以维持机体血气和酸碱平衡。VT指静息呼吸时每次吸入或呼出的气体容积。运动时通气量的增加必然包含VT和呼吸频率的增加,健康人低水平运动时通气量的增加主要依赖于VT的增加,当达到峰值运动的70%~80%时,通气量的增加则依赖VT和呼吸频率的增加,且呼吸频率占主要比重。冠心病康复后VE和VT回到基本正常范围。

7. **休息和运动中的潮气末二氧化碳分压（PETCO₂）** 反映心力衰竭、肥厚型心肌病、肺动脉高压/继发性肺动脉高压、慢性阻塞性肺疾病、间质性肺病的严重程度。冠心病康复后 $PETCO_2$ 回到基本正常范围。

（四）次要评价指标

1. **客观指标** 血氧饱和度（SO₂）无创测定，主要用于诊断无法解释的呼吸困难是否与肺机制相关，并可以根据患者运动中 SO_2 的下降程度对肺动脉高压/继发性肺动脉高压、慢性阻塞性肺疾病、间质性肺病进行严重程度分层。

2. **其他指标** 安全性评估、半年后随访再次心血管事件发生率。

第三节　中医心脏康复单元开展与工作模式

冠心病患者应进行有规律的康复单元训练，在心脏康复医生的建议下进行适合自身的个体化运动。医生会根据患者的心功能、肺功能、运动能力，以及肌肉、关节情况，通过准确的测评，制订运动处方，给予运动形式、运动频率、运动强度、持续时间及确保运动安全的监测方法等方面的建议和指导。通过心脏康复单元有规律的康复训练指导（每次 1 ~ 2 小时），让患者正确学习并掌握适合自己的规范、合理、有效的个体化运动治疗方法。

一、中医心脏康复单元的开展模式

（一）心脏康复单元的设置

根据心脏康复单元的性质、功能要求，结合心脏康复单元建设经验，提出设置如下：

1. **功能评估室** 进行分级心电运动试验、简易运动能力评估、代谢能量评估、生活质量评估和健康评估。

2. **外治治疗室** 主要进行药物外敷、电脑中频治疗、离子导入、拔罐（火罐、药罐、水罐)、穴位贴敷、热奄包、耳穴、沐足疗法、鼻吸疗法等。

3. 设备

(1)评估设备:运动负荷心电图或运动心肺仪。

(2)监护设备:遥测运动心电监护系统,要求有一定的抗运动干扰能力。

(3)运动训练设备:固定踏车、跑步机等有氧训练设备,以及上肢力量训练器、下肢力量训练器、核心肌群力量训练器等抗阻训练设备,如果场地有限,可以用弹力带或弹力管代替抗阻训练设备。

(4)常规抢救设备:除颤仪、配备常规急救药物的抢救车及输液设施等。

(二)心脏康复单元的功能

1. 康复前评估 对患者在康复过程中再次发生严重心血管事件的危险程度进行评估与分层,掌握总体健康状况和生活质量。初始评估应包括:既往和目前与心血管疾病相关的诊断、症状与危险因素,并发症与合并症,心理状态与社会支持情况,以及必要的心血管辅助检查,如心电图(包括标准导联静息心电图、动态心电图和分级运动试验测定心电图)、无氧阈、超声心动图、心肌损伤标志物等,并且定期追踪复查。功能评价指标有运动试验相关指标、自感劳累分级、冠心病患者心脏康复危险分层等。

2. 康复运动处方制订和监测 运动处方包括个性化的运动形式、运动时间、运动强度、运动频率和持续时间等。监测包括患者的生命体征(如心率、血压、呼吸、脉搏)、其他指标(如体重、自感劳累分级、生活质量)及患者的自我监测等。

3. 出院前评估及治疗方案调整 评估患者何时达到出院标准、出院后的生活自理能力,结合患者的需求,与心脏专家、全科医生和/或基层医疗保健人员联系,明确下一次随访的时间,必要时根据患者的病情变化调整治疗方案。

(三)心脏康复单元的心理教育

有研究显示,冠心病合并焦虑状态、抑郁状态患者的全因死亡率增加。抑郁状态及抑郁症是独立的预测因素。因此,需调整冠心病患者的心理状态。首先,需对患者进行多次、耐心的个性化、程序化教育,这是帮助患者克服不良情绪的关键之一,内容包括冠心病的发病原因及诱发因素、不适症状的识别、发病后的自救、保护冠状动脉的方法等,并教会患者监测血压和脉搏,使患者充分了解疾病,缓解紧张情绪,提高治疗依从性和自信心,学会自我管理。其次,需识别患者的精神心理问题,并给予对症处理。

1. **教育与咨询**　了解患者对疾病的疑虑及担忧、患者所处的生活环境、经济状况和社会支持,给予有针对性的治疗措施。用浅显易懂的语言向患者讲解目前的病情、治疗及下一步诊疗方案,评估有无心理障碍(如抑郁状态或焦虑状态),制订住院期间的个体化康复计划,给予运动指导以帮助患者恢复体力及日常生活能力,指导患者及护理者识别可能发生的症状并做出早期反应,减少危险因素,提出饮食和营养方面的建议及控制血脂、血压、血糖和体重的方法等。

2. **评估患者的精神心理状态**　使用标准化心理测量工具识别患者的心理状态,判断是否存在焦虑、抑郁、孤僻、易怒、敌意及特殊物质依赖(如酒精或精神药品),给予心理咨询,必要时进行专科干预,期望达到精神和心理健康。纠正认知、情感、意志、行为方面的心理障碍,轻度焦虑抑郁以运动康复为主,对焦虑或抑郁症状明显者给予对症药物治疗,病情复杂或严重时应请精神科会诊或转诊治疗。

(四)心脏康复单元的膳食调整

了解患者的饮食习惯,结合体重、血脂、血压、血糖、心功能情况及中医辨证制订具体的饮食处方或食谱。控制总热量,减少饱和脂肪酸、反式脂肪酸及胆固醇摄入。超重和肥胖者在 6 ~ 12 个月内减重 5% ~ 10%,使体重指数 $\leqslant 25kg/m^2$,男性腰围控制在 90cm 以内、女性腰围控制在 85cm 以内。

二、中医心脏康复单元工作模式

(一)人员组成

1. **人员基本要求**　配备具有中医专业背景的心脏康复医师和心脏康复治疗师。心脏康复单元的主要人员有医师(包括中西医心血管内科、心血管外科、中医康复、营养、心理、运动等学科)、临床药师、护士、社会工作者及管理人员。

2. **参与人员** 构建由胸痛治疗中心、呼吸内科、康复科等医生参与的多学科功能整合团队。对所有成员进行专业技能培训,掌握心血管疾病康复内容,熟悉小组工作模式和流程,形成工作能力强、富有责任心的团队。

(二)**组织构建**

建立"中医心脏康复单元"学术委员会,下设行政总监、技术总监与协调员,主要负责定期评议医疗质量,提出持续改进意见,制订规划和提出发展建议,这体现专项管理、专人负责的特点。

(三)**工作内容**

心脏康复单元训练包括功能评估、中医特色疗法、经穴体外反搏、康复运动、康复教育、辨证膳食六个方面。

1. **功能评估** 应用运动心电信号采集装置、临时心电监护装置、远程心电信息采集装置、心肺运动功能评估仪器等进行综合评估,为选择患者现阶段可承受的康复训练提供参考。

2. **中医特色疗法** 对局部进行刺激,通过经络反射而治疗疾病。

3. **经穴体外反搏** 是中医经络学说与西医辅助循环方法相结合的产物,在体外反搏基础上增加了与心电同步的电磁穴位刺激装置,更好地增加冠状动脉供血,改善血流灌注,抢救缺血的心肌,增强心脏的泵血功能。

4. **康复运动** 主要包括有氧运动和抗阻运动。有氧运动主要通过心肺运动试验筛选出适合患者的运动项目及运动量,进而进行规范的有效运动。抗阻运动主要在患者的耐力范围内进行提高对抗阻力的运动训练。

5. **康复教育** 主要包括心理治疗和控制高危因素两方面。对冠心病患者进行综合治疗和心脏康复护理能有效改善患者的心理状态,减少不良事件的发生。控制高危因素包括戒烟限酒,合理控制血压、血脂、血糖,以及相关高危因素的控制。

6. **辨证膳食** 根据患者的病情制订特定的饮食方案,如合并高血压的患者应低盐饮食、合并高脂血症的患者应低脂饮食、合并糖尿病的患者应糖尿病饮食、合并慢性肾功能不全的患者应低盐优质低蛋白饮食。心脏康复医师及营养师根据患者的饮食习惯、生活环境、运动方式等因素制定患者的饮食方案。

调查显示,冠心病患者自我管理能力偏低,自我管理水平与生活质量有很大的相关性。建立标准程序,使康复治疗流程化,形成中医康复单元治疗新模式是势在必行的,使冠心病患者康复治疗更趋正规化、标准化是迫在眉睫的。冠心病患者从急诊、门诊转诊住院后,或经胸痛中心介入手术后,由心脏康复单元进行诊治;完善检查,由心血管内科、介入科、心胸外科共同会诊,讨论诊断、治疗方案;心脏康复师、营养师、心理医师等共同讨论康复治疗计划,包括合理营养搭配、心理支持等。出院后进入门诊康复期,由心脏康复单元门诊组跟踪治疗,共同讨论药物、运动、营养、心理等中西医结合综合治疗方案。门诊康复期结束后进入社区或家庭康复期,由中西医心脏康复随访管理团队负责患者的康复管理和随访。

第四节　中医心脏康复在冠心病介入术后的作用与优势

一、中医心脏康复的作用

对冠心病 PCI 术后患者而言,心脏康复与控制心血管疾病危险因素、优化药物治疗方案一样重要,可延缓或在一定程度上阻止病情的进展。整体观念、阴阳五行及脏腑经络学说、四诊八纲、辨证论治等是中医学的理论精华,同样适用于中医心脏康复。心脏康复的对象大多病程长、病势缓、疗效慢,各种病症往往由多因素引起,多层次受累、多属性相兼为病,所以更强调运用多种方法,杂合以治,方能取得较好效果。基于心脏康复整体观的中医康复学有悠久的历史,其治疗原则体现了整体康复、辨证康复、功能康复、综合康复。人体由脏腑、经络、肢体等组织器官构成,脏腑之间、经络之间、脏腑经络与肢体之间都存在着生理功能或结构上的多种联系,使人体各部分形成一个完整统一的有机体,具体体现在人与自然一体观、人与社会一体观、形神康复一体观三个方面。在康复实践中,对局部的功能障碍也应从整体出发,采取全面协调的康复措施。中医心脏康复更加重视精神与情志、人与自然社会的关系,以及其对疾病发生、发展和治疗的影响,采取药物与非药物治疗相结合、内治与外治相结合、医疗与自疗相结合,且更侧重非药物治疗、外治法和自我疗法的推广及功能的恢复。

二、中医心脏康复的优势

(一)康复运动动静结合,劳逸适度

运用"动静思想"指导运动康复,以活动筋骨,疏通气血,畅达经络,调和脏腑,调节气息,静心宁神。然诸事有度,不可妄为,动过则损,静过则废。过度运动会使机体疲劳、损伤,而一味静养则会使机体退化、衰老。中医心脏康复中的形体运动(如八段锦)具有刚柔相济、动静结合、劳逸适度的特点。

(二)内外兼修,杂合而治

中医心脏康复的对象虽同为心血管疾病导致的身心障碍者,但每人情形各异,或身患多种疾病,或老龄多脏腑功能退化,或起居环境、脾气秉性有异等,导致单一的康复手段可能收效不佳。故而内服外治,药膳结合,以期共奏良效。《素问·异法方宜论篇》云:"圣人杂合以治,各得其所宜,故治所以异而病皆愈。"在中医心脏康复过程中,既根据病情从生理、情志、饮食等方面进行身心和谐统一的整体康复,又注重个体差异,因人而异,体现了整体康复与辨证康复的统一。

(三)简便易行,利于推广

中医心脏康复除形体运动、针灸等特色疗法对于场地设施有一定要求外,其他可在医生指导下进行,如膳食调养、药物调治、情志调养等。形体运动多从中医养生康复手段衍生而来,如八段锦、太极拳等,讲究动作和缓、形神和谐,有广泛的历史文化积累。此外,中医心脏康复将养生康复学引入其中,更易激发患者的兴趣,避免了康复形式单一枯燥的弊端。目前已有学者运用中药、普通针刺、艾灸、穴位贴敷、穴位注射、推拿、刮痧、太极拳、八段锦、药膳等

方式,针对冠心病、心力衰竭等病种开展中医康复的有益探索。实践证明,中医心脏康复在缓解临床症状、改善心脏功能、提高生存质量、降低再入院率等方面具有一定的优势,中医传统手段和方式将在心脏康复领域发挥更大的作用。中医心脏康复有其独特的优势,引导患者本人发挥自身在心脏康复过程中的主观能动性,激发其参与的兴趣,注重天人相应、形神和谐,体现了以人为本的医学人文精神。中医心脏康复注重整体康复、辨证康复、功能康复,采用的康复手段以中医理论为指导,易于操作,便于推广。当然,中医心脏康复还需进一步探索研究,最终形成一套系统相对成熟、符合我国国情的心脏康复模式。

中国传统康复医学是祖国医学的重要组成部分,具有悠久的历史和丰富的理论与实践经验。中医康复学以阴阳五行学说、脏腑经络学说、病因病机学说、气血津液学说等为根本,以中医学整合概念和辨证观点为引导,在强调整体康复的同时,主张辨证康复、形神统一,构建出中药、针刺、艾灸、推拿、熏洗、导引、食疗等行之有效的康复方法。中医心脏康复作为中医康复的重要内容之一,正逐渐发展为一个独立的体系。中医心脏康复主要包括运动康复、药物康复、情志康复、饮食康复、中医外治康复、自然环境康复、生活起居康复、中医综合康复等。祖国医药宝库中除中药、方剂外,还有针灸、推拿、中药外治、五行音乐、太极拳、八段锦等,可提高患者的生活质量;利用中医内外治法进行康复治疗,有操作简单、经济负担小、不良反应轻微、患者依从性高等优势。如太极拳,要求心与意合、以心行气,可增强机体内在和谐,降低神经紧张度,改善情绪障碍,同时运动可增加迷走-胰岛素系统活性,增加交感舒血管神经的兴奋性,致血管舒张因子增多,外周阻力降低。太极拳运动对冠心病患者的心脏康复有独特优势,不仅可以调节情志、呼吸,疏通经络气血,改善脏腑功能,且其作为低强度的有氧运动,非常适合冠心病 PCI 术后患者的预后康复。与太极拳相媲美的中医传统养生功法还有八段锦。八段锦动作简单易学,柔和缓慢,圆活连贯,神与形合,气寓其中,具有调理脏腑、经络、气血的作用,且兼具调神、调心的特点,能够在一定程度上改善睡眠、缓解不良情绪。

综上所述,中国传统运动方式可降低血压及血脂水平,对心力衰竭症状、体力和情绪亦有改善作用,能够让心血管疾病患者受益。虽然中医古籍中蕴含着丰富的心脏康复理念,但目前相关的挖掘工作尚不充分,临床实践更显不足。目前临床多强调治疗,轻视预防及康复。出现上述情况,根本原因是缺乏对预防及康复重要性的充分理解、缺乏对经典理论科学内涵的深入挖掘、缺乏对临床实践良好疗效的系统总结。对传统养生康复理论及方法进一步整理、挖掘和提高是非常必要的。一是以科学的观点和方法全面、系统发掘、整理、研究,深化传统养生理论和提高实用性;二是结合现代科学手段,对行之有效的传统康复疗法(如作业疗法、文娱疗法、心理疗法、膳食疗法等)进行临床及实验研究,科学地证实疗效,阐明作用机制,予以发展提高;三是针对当前人们面临的新问题,结合现实情况,提出新理论,创立新方法,进行更大范围的推广,使之成为心脏康复的指导原则。

在进一步整理、挖掘传统养生康复学的基础上,要充分利用和发挥传统养生康复学的特点和优势。其特点和优势可概括为:①整体康复与辨证康复相结合。在心脏康复过程中,强调以平衡阴阳、调补气血、增强体质作为功能恢复的基础,并强调天人合一,从顺应自然、适应社会中求得个体的养生康复。②形体康复与情志康复相结合。传统养生康复"形神合一"是功能康复的基本原则,功能康复是康复的主要目的。功能康复是训练"神"对"形"的支配作用,如导引等,即是形与神俱的康复方法。传统养生康复学特别重视在康复过程中"形体"(身体)与"情志"(心理、精神)之间的相互作用,重视情志因素对伤病残的发生和发展的影响,因此,在养生康复中要注重"形神兼养",既有一套形体康复的手段,又配合一套情志康复的手段,特别强调培养和保持放松的心境,以对抗和克服"七情"的损害,从而促进康复。③自然康复与药物康复相结合。中医学在漫长的发展过程中,经过了历代医家的不断发展和逐渐完善,由简单到复杂,创造了多种形式的治疗和养生康复方法。每种方法均具有不同的适应证和优势特征。将这些方法科学地综合起来,发挥各自的优势,以取得更好的疗效。除运用中医药促进功能的恢复外,中国传统康复医学更强调使用自然疗法,利用太极拳、八段锦、易筋经等,以及饮食疗法和针灸、推拿等,促进康复。

参考文献

[1] 王冠,张存泰.《高龄稳定性冠心病患者运动康复中国专家共识》若干要点解读 [J]. 医学新知,2020,30(3):174-178.

[2] 国家心血管病中心《中西医结合 I 期心脏康复专家共识》专家委员会.中西医结合 I 期心脏康复共识 [J]. 中华高血压杂志,2017,25(12):1140-1148.

[3] 高积慧,江建锋.关于构建中医心脏康复单元的思考 [J]. 新中医,2016,48(2):3-5.

[4] 杜廷海,牛琳琳.中西医结合康复心脏病学 [M]. 郑州:河南科学技术出版社,2018:358-360.

[5] 孙卉丽,王硕仁,王亚红.八段锦应用于冠心病心脏康复的系统评价 [J]. 长春中医药大学学报,2016,32(2):326-329.

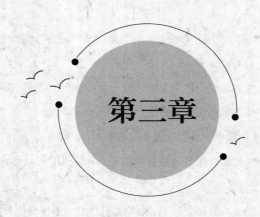

第三章

冠心病心脏康复评估

第一节　康复评估的程序与主要指标

　　冠心病心脏康复评估主要包括既往史、体格检查、危险因素评估、心肺功能评估、行为类型评估及社会心理评估等,其目的在于制定相关的康复方案、评估康复治疗后的风险、评价康复治疗的效果和确定残疾程度。

一、康复评估的程序

　　初始评估是在康复治疗前对患者进行的全面评估。

(一)康复前评估

　　掌握患者的健康状况和生活质量,为确定康复目标、制订康复治疗方案、判断康复治疗的风险收集资料。康复前评估的内容包括:既往和目前与心血管疾病相关的诊断、症状、危险因素、并发症、心理状态与社会支持情况,以及必要的心血管辅助检查,如心电检查(包括标准导联静息心电图、动态心电图和分级运动试验)、超声心动图、心肌损伤标志物等,并且定期复查。

(二)康复中评估

　　在康复治疗过程中,通过对患者进行以下监测,评价康复疗效,为调整康复治疗方案收集资料:①临床表现;②用药后的反应;③心率、血压、体重(特别是合并心力衰竭时);④填写自感劳累分级表;⑤运动能力(运动时间、运动强度、运动频率和持续时间);⑥生活质量。康复过程中可进行多次评估。

(三)出院前评估

　　在康复治疗结束前,评估患者机体功能情况和康复治疗效果,并结合患者的需求,与专科医生、全科医生和/或基层医疗保健人员联系,明确下一次随访的时间,或提出重返家庭和社会做进一步康复治疗的建议,推荐患者参加院外早期心脏康复计划,以维持已形成的健康和运动习惯。

二、康复评估的主要指标

(一)运动试验

运动试验利用运动增加心脏负荷的原理,采取不同形式的运动,观察运动前后心电图变化,评估心肌缺血和运动耐力。标准运动试验按测试仪器不同分为心电图、超声心动图和气体代谢运动试验;按运动器械不同分为活动平板、功率自行车和上肢功率计试验。此外,核素应激试验和药物应激试验(由于价格昂贵、操作复杂和有创等缺点,其应用于心脏康复功能评定的价值尚有疑问)主要用于冠心病的诊断和危险分层,为非标准运动试验,是标准运动试验的补充,适用于不能进行标准运动试验的冠心病患者。

(二)代谢当量

代谢当量(metabolic equivalent,MET)是以安静、坐位时的能量消耗为基础,表达各种活动时相对能量代谢水平的常用指标。1MET 相当于绝对安静状态下每千克体重每小时消耗 1kcal 热量 [1MET=1kcal/(kg·h),1kcal=4 184kJ]。如果无设备条件完成运动负荷试验,可酌情使用代谢当量活动问卷等替代方法。

判断体力活动能力和预后关键的最高代谢当量值为:

< 5METs:65 岁以下的患者预后不良。

5METs:日常生活受限,相当于急性心肌梗死恢复期的功能储备。

10METs:正常健康水平,药物治疗预后与其他手术或介入治疗效果相当。

13METs:即使运动试验异常,预后仍然良好。

18METs:有氧运动员水平。

22METs:高水平运动员。

(三)自感劳累分级

自感劳累分级(rating of perceived exertion,RPE)代表本体感觉的运动强度,它是某人运动强度的数字估计。评分最初是基于 Borg 量表进行的,这是一种衡量锻炼强度的方法,范围从 6(无劳累)到 20(非常辛苦)(表 3-1)。

表 3-1　自感劳累分级表

15 级表		10 级表	
级别	劳累程度	级别	劳累程度
		0	没有
6、7、8	非常轻	0.5	非常轻
9	很轻	1	很轻
10、11、12	稍轻	2	轻
		3	中度
13	稍累	4	稍累
14、15、16	累	5	累
17	很累	6、7、8	很累
18、19、20	非常累	9	非常累
		10	最累

（四）6 分钟步行试验

6 分钟步行试验是一项简单、方便、安全的试验,除用于测定慢性心力衰竭患者的运动耐力以评价心力衰竭的严重程度外,还常用于评价心力衰竭治疗的效果。要求患者在平直走廊上尽可能快地行走,测定 6 分钟的步行距离。试验结果判定:①不足 150m,为重度心功能不全;② 150 ～ 425m,为中度心功能不全;③ 426 ～ 550m,为轻度心功能不全;④超过 550m,为心功能正常。

（五）心脏康复危险分层

根据患者发生心肌梗死、死亡的危险程度进行分层,对于判定预后、指导康复运动有重大意义。如心肌梗死低危患者,恢复期结束即可参与锻炼,无须监护;而中、高危患者锻炼时通常需要严密监护。具体危险分层见本章第二节。

（六）生活质量评估

应用中国心血管病人生活质量评定问卷进行评估。其内容包括 6 项 24 个问题:①体力状况:包括体力情况、参加运动康复状况;②病情:包括心绞痛状况、心悸状况、呼吸困难状况、疾病对生活的影响、对疾病的认识、生死观；
③医疗状况：包括对治疗的满意程度、对经常接触的医务人员满意程度；④一般生活：包括饮食状况、失眠、自觉健康（精力）状况、性生活状况、娱乐活动状况；⑤社会、心理状况：包括心情忧郁状况、心情焦虑状况、记忆力状况、智力状况、生活信心（乐趣）、亲人关系、夫妻关系；⑥工作状况：包括工作能力、工作人际关系。评估患者出院后能否回归工作、适合做何等强度的工作等。

（七）心理评估

患者回归工作前要评价其心理状况，包括智力、解决问题的能力、性格、情绪、复工的动力、工作人际关系、对工作负荷的自我感受及心理调节能力。在检测工作心理负荷（包括心理测验）时，可监测心电图、心率、血压等，判断工作心理负荷对心脏的影响，也可在工作锻炼（试用）期进行动态心电图、动态血压监测，实际测定工作心理负荷的影响。

第二节 冠心病康复危险分层

一旦决定对患者开展康复治疗，就要对康复过程中再次发生严重心血管事件的危险程度进行评估与分层，为判定预后、指导康复运动提供依据。

一、常用检查及其相对价值

缺血心肌面积、左心室功能受损程度和致心律失常的风险程度是评估冠心病危险程度、判断预后的3个重要指标。评估心血管事件后心脏危险性的常用检查及其相对价值见表3-2。

表 3-2　评估心血管事件后心脏危险性的常用检查及其相对价值

危险性指标	缺血心肌	左室功能	心律失常危险	费用
病史	++++	++++	+++	低
查体	++	+++	++	低
胸片	+	++	+	低
心电图	++	+	+++	低
运动试验	+++	+++	+++	低
超声心动图	+/+++	++++		低
心肌核素显像	++++		+	中
正电子发射断层显像	++++	++	+	高
放射性核素心血池显像	++	++++		中
动态心电图	++	+	++++	低
心导管检查	++++	+++	+/++++	高

注:+ 表示帮助较小;++ 表示有帮助;+++ 表示有较大帮助;++++ 表示非常有帮助。

二、危险分层

在美国心脏康复和二级预防指南心血管危险分层,以及美国医师学会卫生及公共政策专业委员会提出的心血管疾病患者危险性分级方法的基础上,中国康复医学会心血管病专业委员会结合我国资料,提出了我国主要用于心脏康复的冠心病患者危险分层法(表 3-3)。

表 3-3　冠心病人心脏康复危险性分层表

危险分层	低危	中危	高危
运动或恢复期症状及心电图改变	运动或恢复期无心绞痛症状或心电图心肌缺血改变	中度运动(5.0 ~ 6.9METs)或恢复期出现心绞痛症状或心电图 ST 段呈水平型或下斜型压低 > 2mm	低水平运动(< 5.0METs)或恢复期出现心绞痛症状或心电图缺血改变

续表

危险分层	低危	中危	高危
心律失常	无休息或运动引起的严重复杂室性心律失常	休息或运动时未出现复杂室性心律失常	休息或运动时出现复杂室性心律失常
再血管化后并发症	AMI 溶栓血管再通，PCI 或 CABG 后血管再通且无并发症	AMI 溶栓、PCI 或 CABG 后无合并心源性休克或心力衰竭	AMI 溶栓、PCI 或 CABG 后并发心源性休克或心力衰竭
心理障碍	无严重心理障碍（抑郁、焦虑等）	无严重心理障碍（抑郁、焦虑等）	严重心理障碍
左心室射血分数	≥ 50%	40% ～ 49%	< 40%
功能储备 /METs	> 7.0	5.0 ～ 7.0	< 5.0
血肌钙蛋白浓度	正常	正常	升高

（一）低危（满足下述全部项目）

1. 运动或恢复期无症状，包括无心绞痛症状或无心电图心肌缺血表现。

2. 无休息或运动引起的严重室性心律失常。

3. 急性心肌梗死（AMI）经皮冠脉介入术（PCI）或冠状动脉旁路移植术（CABG）术后无并发症。

4. 运动或恢复期血流动力学正常。

5. 心肌肌钙蛋白在正常范围。

6. 心脏功能储备 > 7.0METs。

7. 左室功能正常（LVEF ≥ 50%）。

8. 无严重心理障碍（抑郁、焦虑等）。

（二）中危（不符合典型高危或低危者）

1. 中度运动（5.0 ～ 6.9METs）或恢复期出现心绞痛症状，或心电图 ST 段呈水平型或下斜型压低 > 2mm。

2. 冠状动脉核素心肌灌注显像异常为可逆性，有不稳定型心绞痛发作。

3. 心脏功能储备 5.0 ～ 7.0METs。

4. 左室功能轻、中度受损（LVEF 40% ～ 49%）。

5. 无严重室性心律失常。

（三）高危（存在下述任何一项时）

1. 低水平运动（< 5.0METs）或恢复期出现心绞痛症状或心电图缺血改变。

2. 休息或运动时出现严重复杂室性心律失常。

3. AMI 溶栓、PCI 或 CABG 术后并发心源性休克或心力衰竭。

4. 猝死或心搏骤停的恢复者。

5. 运动时血流动力学异常（特别是运动负荷增加时收缩压不升或下降，或心率不升）。

6. 心脏功能储备 < 5.0METs。

7. 休息时 LVEF < 40%。

8. 心肌肌钙蛋白升高。

9. 上述任何一项伴严重心理障碍（抑郁、焦虑等）。

低危患者可以在无监护条件下锻炼，而中、高危患者须延迟运动或在医学监护下进行锻炼。

三、影响冠心病心脏康复的危险因素

1. 心肌缺血发作程度重、持续时间长、对内科治疗反应差者，危险度更高。

2. 陈旧性心肌梗死患者危险度更高，若发生心绞痛是由非梗死区缺血所致时，应视为高危组。

3. 心肌梗死溶栓治疗，血管再通可降低心肌梗死患者的危险度。

4. 年龄 > 70 岁者危险度更高。

5. 心肌酶：①心肌肌钙蛋白 T（cTnT）> 0.1μg/L 与患者近期（30 天）心脏事件发生率和病死率呈线性关系；心肌肌钙蛋白 I（cTnI）对于不稳定型心绞痛或心肌梗死的预测敏感性与 cTnT 相当但特异性更好。② CK（肌酸激酶）及其同工酶（CK-MB）峰值超过正常上限 2 倍为异常。CK-MB 升高程度可作为预测未来心脏事件危险性的指标，其敏感性较 cTnT 差。

6. 左冠状动脉主干病变最具危险性,冠状动脉 3 支病变的危险性大于双支或单支病变,前降支病变的危险性大于回旋支和右冠状动脉病变,近端病变的危险性大于远端病变。

7. 合并其他器质性疾病(如高血压、未控制的糖尿病、慢性阻塞性肺疾病、肾衰竭等)明显影响患者的近、远期预后,使危险度上升。

8. 轻中度左室功能不全、缓慢型心律失常列为中危,出现 Q-T 间期延长时为高危。

9. 在应用有可能引起低血钾的排钾、排镁药物的基础上合用抗抑郁药或抗精神病药时应列为中危,出现低血钾时为高危。

10. 其他实验室指标:①纤维蛋白原是一个能预测未来缺血发作的独立指标,如纤维蛋白原与 cTnI 或 cTnT 水平均升高,则预后更差。② C 反应蛋白(CRP)也是一种反映不稳定斑块破裂的独立危险因素,如其含量 > 30mg/L(正常值 < 10mg/L)则预示未来发生心脏事件的危险度升高。

第三节　心电图运动试验

心电图运动试验是在运动时以心电图为主要检测指标的试验方法。对所记录的心电图进行分析和参数测定,并对受试者心脏功能状态和心肌缺血做出判断。心电图运动试验最初的应用仅限于冠心病的诊断,随着分级运动试验的广泛开展和经验积累,心电图运动试验的应用已突破上述限制。首先,对于临床已确诊的冠心病心绞痛患者,心电图运动试验已成为筛选高危患者的常用方法,选择合适的患者做冠状动脉造影,为进一步选择做经皮腔内冠状动脉成形术(percutaneous transluminal coronary angioplasty,PTCA)或冠状动脉旁路移植术(coronary artery bypass grafting,CABG)提供依据。其次,心电图运动试验也被广泛地应用于心脏病内外科治疗的效果评价,是一种较可靠的方法。近年来,心肌梗死患者出院前进行运动试验也受到重视,认为有助于了解冠状动脉病变程度、确定治疗方案、评定心脏功能,以及客观地安排患者的劳动强度、制订运动处方,还可应用于体育运动员的体力状态鉴定、飞行员体检等。由此可见,心电图运动试验已成为应用广泛的无创心功能检测方法之一。

心电图运动试验包括马斯特二级梯运动试验、活动平板试验和踏车运动试验等。近年来,马斯特二级梯运动试验已少用,活动平板试验常用。后者的优点是可在运动中观察心电图和血压的变化,可按预计目标逐步增加运动量。心电图运动试验对缺血性心脏病有重要的应用价值。

一、心电图运动试验的生理和病理基础

生理情况下,人体为满足运动时需氧量的增加,心率增快、心排血量相应增多,伴随心肌耗氧量增加,冠状动脉血流量增多。当冠状动脉发生病变,轻度狭窄时,静息状态下冠状动脉血流量可正常,无心肌缺血,心电图可以正常。而当运动负荷增加时,冠状动脉血流量不能相应增多,即引起心肌缺血、缺氧,心电图出现异常改变。心肌耗氧量与心率快慢、心脏大小、室壁张力、室内压力增加速度及心室射血有关。

二、心电图运动试验的参考价值

心电图运动试验是诊断冠心病的一种有价值的方法,但由于各种负荷试验特异性不一,不能单凭一项试验阳性作为诊断冠心病的依据。自主神经功能紊乱、贫血、电解质紊乱、药物等均可引起 ST-T 改变,出现负荷试验阳性。另外,不同试验的敏感性和特异性均有差别。所以某项试验阴性不能轻易排除冠心病,某项试验阳性也不能就肯定诊断冠心病,必须将负荷试验的结果与临床资料相结合才能做出正确诊断。

三、心电图运动试验的分类

心电图运动试验分为极量运动试验、次极量运动试验和症状限制性运动

试验。应根据患者的病情选择运动试验种类。

(一)极量运动试验

逐级增加运动量和氧耗量,达到高水平运动量时,氧耗量也达到最大,继续增加运动量,氧耗量不再增加,这时的运动量称为极量运动。当受试者感到精疲力竭时,可以认为已达到极量运动,此时的心率应达到该年龄组的最大平均值(目标心率为 220 - 年龄)。极量运动试验很少用于冠心病患者。

(二)次极量运动试验

预先设定终点,通常为预测最大心率的 70% ~ 85%,或峰值心率为 120 次 /min,或为主观设定的代谢当量水平,如 5METs。较低水平的次极量运动试验常用于急性心肌梗死后 4 ~ 6 天的住院患者,作为早期运动康复的指导或为评估患者日常生活活动能力提供依据。临床多以心率为准,当运动心率达到最大心率的 85% 时为次极量运动,此时的心率为目标心率,计算公式为:目标心率 =(220 - 年龄)× 0.85 或 190 - 年龄。

(三)症状限制性运动试验

以患者出现心绞痛、全身乏力、气短、肌肉疲乏或心电图 ST 段压低 > 0.3mV 或血压下降 > 10mmHg 等严重症状或体征作为中止运动的指标,除此以外,还有严重心律失常、呼吸困难、头晕眼花、步态不稳等。症状限制性运动试验通常用于急性心肌梗死后 14 天以上的患者。冠心病、心肌病、心功能不全患者,常常在达不到极量或次极量运动时就已经出现严重心肌缺血或其他征象而中止运动。

四、心电图运动试验的方法

活动平板试验是目前应用最广泛的心电图运动试验方法。受试者在活动的平板上走动,根据所选择的运动方案,仪器自动分级递增平板速度及坡度以调节负荷量,直到心率达到次极量水平,分析运动前、中、后的心电图变化以判断结果。

五、活动平板试验的方案

活动平板试验有多种方案,应据患者的体力及测试目的而定。健康个体多采用标准 Bruce 方案(表 3-4)。

表 3-4　标准 Bruce 方案

级别	时间 /min	速度 /(km/h)	坡度 /(°)
1	3	2.7	10
2	3	4.0	12
3	3	5.4	14
4	3	6.7	16
5	3	8.0	18
6	3	8.8	20
7	3	9.6	22

老年人和冠心病患者可采用改良 Bruce 方案(表 3-5)。

表 3-5　改良 Bruce 方案

级别	时间 /min	速度 /(km/h)	坡度 /(°)
1	3	2.7	0
2	3	2.7	5
3	3	2.7	10
4	3	4.0	12
5	3	5.4	14
6	3	6.7	16
7	3	8.0	18

每级运动时间为 3 分钟,运动过程中连续进行心电监护,每 3 分钟记录 1 次心电图和测量 1 次血压,运动结束后还需要每隔 2 分钟记录心电图,测量血压 3 ~ 4 次。

六、运动试验的适应证与禁忌证

(一)适应证

1. **冠心病的辅助诊断** 对不典型胸痛或可疑冠心病的患者进行鉴别诊断。

2. **冠心病危险分层** 估计冠状动脉狭窄的严重程度(如运动中出现广泛前壁 ST 段改变,提示左前降支近端狭窄),筛选高危患者以便及时手术治疗。

3. **冠心病心功能评定** 测定冠心病患者心脏功能和运动耐量,以便合理地安排患者的生活和劳动强度,为康复训练提供依据。

4. **冠心病治疗效果观察** 可用于冠心病患者药物或介入手术治疗前后效果对比。

5. **冠心病预后判断** 心肌梗死患者出院前做运动负荷试验有助于判断预后:阳性提示冠状动脉多支病变,运动中出现恶性心律失常为猝死的预测因素之一。

6. **评价某些心律失常的性质**。

7. **评价各种症状的病因** 如胸痛、眩晕、昏厥发作等。

8. **评价运动能力** 为心脏病康复运动处方的制订提供根据。

9. **其他** 如进行冠心病易患人群流行病学筛查。

(二)禁忌证

1. **绝对禁忌证**

(1)5 天内的急性心肌梗死。

(2)药物治疗未控制的不稳定型心绞痛。

(3)引起症状或血流动力学异常的未控制的心律失常(快速房性或室性心律失常、严重房室传导阻滞等)。

(4)有症状的严重主动脉瓣狭窄。

(5) 未控制的有症状的心力衰竭。

(6) 急性肺栓塞或肺梗死。

(7) 急性心肌炎、心内膜炎或心包炎。

(8) 急性主动脉夹层。

(9) 严重的高血压（收缩压 > 200mmHg 和 / 或舒张压 > 110mmHg）或低血压。

(10) 急性或严重疾病。

(11) 严重的运动功能障碍。

(12) 患者拒绝检查。

2. 相对禁忌证

(1) 冠状动脉左主干狭窄。

(2) 有症状的主动脉瓣狭窄。

(3) 电解质紊乱。

(4) 梗阻性肥厚型心肌病及其他形式的流出道梗阻。

(5) 导致不能充分运动的身心障碍（如肢体残疾、体弱、高龄及活动不便）。

(6) 一般的心律失常（频发多源性室性早搏、缓慢型心律失常等）。

(7) 植入固定频率的人工心脏起搏器。

(8) 妊娠、贫血、甲状腺功能亢进、肺气肿及患有其他严重疾病者。

七、心电图运动试验的基本操作流程

（一）试验前准备

1. 复核适应证及禁忌证，简单询问病史，必要时体格检查，阅读 12 导联常规心电图和各种临床检查资料，评估活动平板试验风险度。

2. 患者在运动试验前 1 天开始禁酒，于当日早餐后 2 小时后进行运动试验，运动试验前禁喝浓茶、咖啡，禁吸烟及剧烈运动。

3. 向患者介绍运动试验的目的、步骤、意义及可能发生的危险，以取得患者配合。并让患者阅读知情同意书，同意后本人或其代理人签字。

4. 准备心肺复苏设备及急救药品（确保在有效期内），防止运动试验过程中发生意外。

5. 保持检查室温度适宜(18 ～ 26℃），协助患者充分暴露前胸，对于电极安放部位胸毛过多者予以剃除。

6. 用电极片携带的小砂片打磨预安放电极位置的皮肤，用酒精棉球擦拭脱脂。待酒精挥发皮肤干燥后放置电极。上肢电极置于锁骨下窝的最外侧，下肢电极置于髂前上棘上方、季肋部下方，胸前导联电极位置与常规心电图相同。

7. 安放银电极片或氯化银电极片，V_1 位于胸骨右缘第 4 肋间，V_2 位于胸骨左缘第 4 肋间，V_4 位于左锁骨中线第 5 肋间，V_3 位于 V_2 与 V_4 连线的中点，V_5 位于左腋前线平 V_4，V_6 位于左腋中线平 V_4，V_7 位于左腋后线平 V_4，V_8 位于左肩胛线平 V_4，V_9 位于左脊旁线平 V_4，$V_3R ～ V_5R$ 与 $V_3 ～ V_5$ 对称，一般做 V_3R、V_4R，很少做 V_5R。

8. 将血压感应电极置于肱动脉搏动最强处，绑好袖带，用于运动过程中测量血压。

9. 运动前描记患者卧位、立位 12 导联心电图并测量血压。

10. 告知患者运动过程中若有不适（如胸痛、严重疲乏、头晕、下肢关节疼痛等）及时告知医师，指导患者学会运动方法。

11. 确定运动试验方案，采用适合心脏病和老年人的改良 Bruce 方案。

(二)试验中操作

1. 连续监测心电图，每 2 分钟记录一次，如有需要可多次记录。

2. 连续监测血压，每 3 分钟测量一次，如发现异常，应每分钟测量一次。

3. 运动过程中注意观察患者的一般情况，如呼吸、意识、神态、面色、步态等。如出现运动试验的中止指征，要立即中止运动，防止发生意外。

4. 在达到预期次极量负荷后使预期最大心率保持 1 ～ 2 分钟终止运动。

(三)试验后操作

1. 连续监测心电图，每 2 分钟记录一次，至少观察 6 ～ 10 分钟，如有需要可多次记录。如果 6 分钟后心电图 ST 段改变仍未恢复至运动前的图形，应继续观察，直至恢复运动前的图形。

2. 连续监测血压,每2分钟测量一次,至少观察6～10分钟,如发现异常,应每分钟测量一次。如6分钟后血压仍异常波动,应每分钟测量一次,直至恢复运动前的血压。

3. 试验完毕分析结果,包括运动量、临床表现、血流动力学及心电图反应四个方面。

八、运动试验的结果判定

(一)阳性标准

运动过程中或运动恢复期满足下列条件之一者为运动试验阳性。

1. **症状** 典型心绞痛(胸痛)。

2. **心电图改变** 以R波为主的任一导联出现连续3个以上心动周期的ST段水平或下斜型(缺血型)下移。J点后80ms处较运动前下移 > 0.1mV,持续时间 > 2分钟,J点后ST段快速(> 1mV/s)上斜型降低 > 1.5mm 为异常标准。除 aVR 导联外,各导联出现 ST 段弓背型上移 > 0.1mV。静息心电图无 U 波倒置者,运动诱发 U 波倒置。

3. **血压异常** 运动负荷增加时,收缩压反而下降 > 20mmHg。

(二)可疑阳性标准

1. 运动过程中或运动后心电图以 R 波为主的导联 J 点后 80ms 处 ST 段较运动前下斜型或水平型下移增加 0.05～0.1mV,持续时间 > 2分钟。

2. 出现严重心律失常。

3. T 波改变为双向或倒置。

4. 运动负荷增加时,出现血压降低及心率减慢,收缩压较基础血压下降 > 10mmHg。

(三)注意假阳性和假阴性结果

1. **假阳性原因** 凡能引起 ST 段降低的非冠心病原因,均可造成运动试验假阳性。

(1)药物:洋地黄、镇静药等。

(2)心脏病变:主动脉瓣严重狭窄、二尖瓣脱垂、左室肥厚劳损、主动脉瓣及二尖瓣反流、心肌病。

(3)受试者合并了低钾血症、完全性左束支传导阻滞、预激综合征等可能出现心电图ST-T改变的疾病。

(4)自主神经功能失调、过度换气。

(5)代谢影响:如饱食、低血钾等。

(6)其他:如贫血、高血压、严重缺氧等。

2. 假阴性原因

(1)药物:改善心肌缺血药物,如β受体阻滞剂。

(2)陈旧性心肌梗死或仅有单支冠状动脉血管病变者。

(3)右心室肥大或完全性右束支传导阻滞。

(4)运动量不足。

(5)非心肌缺血所致的心率异常增快。

(6)其他:有明确典型心绞痛症状或冠心病高危人群应注意运动试验的假阴性。

九、运动试验的中止指征

1. 达到阳性标准或达到目标心率。

2. 随运动负荷的增加,收缩压较基线水平下降 > 10mmHg。

3. ST 段或 QRS 波变化,如 ST 段过度压低(水平或下斜型压低 > 2mV)或运动诱发明显的电轴偏移。

4. 严重心律失常,如持续性室性心动过速、多形室性早搏、短阵室性心动过速、室上性心动过速、心脏传导阻滞或心动过缓。

5. 无病理性 Q 波的导联出现 ST 段抬高达到 1.0mV 以上。

6. 出现束支传导阻滞或不能与室性心动过速相鉴别的室内传导阻滞。

7. 收缩压 > 220mmHg 和 / 或舒张压 > 115mmHg。

8. 患者拒绝继续运动。

十、运动试验的质量控制

1. 运动试验由具有资质的专业人员操作,负责运动试验的医生应掌握运动生理的基本知识、了解运动过程中可能出现的正常及异常反应,熟练掌握心肺复苏技术。

2. 运动试验室应备有急救车、除颤器、必要的抢救用药,以及相应的抢救人员。抢救仪器设备、药品应定期检查。

3. 严格掌握运动试验的适应证和禁忌证。

4. 充分与患者沟通,取得患者配合。

5. 避免饮食、药物和运动等影响因素。

6. 患者运动前血压 > 200/110mmHg 时应休息 15 ~ 20 分钟后再测血压,如血压仍高,则应推迟运动试验,直至血压控制良好。

7. 不稳定型心绞痛发作后,应在患者无静息胸痛发作或其他缺血证据至少 48 ~ 72 小时后进行运动试验。

8. 严格执行操作流程。

9. 运动试验结束后,患者卧床休息 20 分钟,无不适方可离开。

10. 对不适症状的变化过程应详细描述,明确 ST 段改变与症状的关系。

11. 运动试验报告应注明试验方案、运动过程中有无不适症状。对于有不适症状的患者,在休息 48 ~ 72 小时后进行运动试验。

第四节　心肺运动试验

心肺运动试验(cardiopulmonary exercise test,CPET)是国际上普遍使用的衡量人体呼吸和循环功能水平的检查之一,可用于评价功能性运动容量、诊断疾病及判断治疗效果。心肺运动试验为一种诊察手段,在负荷递增的运动中反映人体的心肺功能,通过对各项参数的综合分析,了解心脏、肺脏和循环系统之间的相互作用与贮备能力。

一、心肺运动试验方案

根据运动负荷增加的方式,可分为递增运动负荷试验和固定运动负荷试验两大类。递增运动负荷试验又分为连续(直线)递增运动负荷试验和分级递增运动负荷试验两种方案。

(一)连续(直线)递增运动负荷试验

在连续(直线)递增运动负荷试验(即 Ramp 负荷试验)中,运动负荷通常以每分钟增加 10 ~ 40J/s 的方式递增。临床最常用的方案是每分钟递增 10J/s 的运动负荷,简称 Ramp10 方案。

(二)分级递增运动负荷试验

将运动强度分成不同的等级,每隔一定时间增加一次运动负荷,直至增加到极量运动为止。一般使用活动平板。常用的有 Bruce 方案(第一阶段使用的负荷为 5METs,增加的负荷为 2 ~ 4METs)、Naughton 方案(最初使用的负荷和增加的负荷均为 1 ~ 2METs)、Balke 方案(一种递增运动负荷试验,其特点是初始速度较低,然后每分钟速度递增 1.29km/h,同时坡度也相应递增 1%,直至达到极量运动)等。

二、检测参数及其意义

(一)摄氧量(oxygen uptake,VO_2)和最大摄氧量(maximal oxygen uptake,VO_{2max})

VO_2 指单位时间内机体摄取并被实际消耗或利用的氧量,一般用每分钟摄取氧的毫升数或毫摩尔数表示。VO_{2max} 指动力性运动中机体每分钟能够摄取并被细胞利用的氧的最大值,反映人体最大有氧代谢能力和心脏的储备功能,是准确可靠地反映心肺功能的重要指标,其正常值为 30 ~ 50ml/(min·kg)。

(二)无氧阈(anaerobic threshold,AT)

无氧阈是在递增运动负荷过程中,由有氧代谢开始向无氧代谢转变的临界点,又称乳酸阈或通气阈。当运动负荷增加时,VO_2 增加,而 VE 与 VCO_2 成比例升高,VE/VCO_2 比值保持不变;当运动负荷进一步增加时,组织对氧的需求超过了循环所能提供的氧,因而必须通过无氧代谢提供更多的能量,其表现是虽然 VO_2 仍随运动量和运动时间线性上升,但 VE、VCO_2、血液乳酸水平却脱离原来的线性上升而骤然增加,即 VE 比 VCO_2 增加得更快,机体需通过增加通气来代偿运动所诱发的乳酸酸中毒。因此,AT 和 VO_2 是反映心肺功能、运动耐力和机体利用氧能力的一个良好指标,可以识别疾病的严重程度,预测最大心排血量和心功能损害程度。

(三)二氧化碳排出量(carbon dioxide discharge,VCO_2)

影响 VCO_2 的因素包括 CO_2 浓度、CO_2 携带能力、CO_2 在组织间的交换等。由于 CO_2 在组织和血液中易溶解,从呼吸中测得的 VCO_2 比 VO_2 与通气量更为相关。

(四)呼吸气体交换率(respiratory exchange ratio,RER)

呼吸气体交换率为 VCO_2 与 VO_2 的比值,CPET 中的 RER 可解释患者能量代谢水平和运动强度。当运动负荷逐渐增加,VCO_2 超过 VO_2 时,RER 增加。RER 峰值 > 1.10 提示已经达到最大运动量。目前,RER 是判断运动用力程度最佳的无创指标。

(五)氧脉搏(oxygen pulse,O_2-pulse)

氧脉搏又称每搏氧耗量,指心脏每次搏动输出的血量所摄取的氧量,可以用每分摄氧量除以每分心率来计算,即 VO_2/HR。临床多测定体循环,故氧脉搏 = 每搏输出量 ×(动脉血氧含量 − 混合静脉血氧含量)。氧脉搏是反映心功能的良好指标。

(六)每分通气量(minute ventilation volume,ME 或 VE)

每分通气量指 1 分钟出入肺的气体量,反映肺的通气功能。极量运动时的通气量称为最大通气量(maximal voluntary ventilation,MVV)。运动状态下,机体的能量需求增加,则 VE 也需增加,以吸入更多的 O_2、排出更多的 CO_2,维持正常的动脉血二氧化碳分压($PaCO_2$)和酸碱平衡。达无氧阈前,VE 随运动负荷的增加呈线性增加;达无氧阈后,由于无氧代谢,CO_2 生成量较耗氧量高,CO_2 对呼吸中枢的刺激增加,VE 曲线上升出现拐点。

（七）二氧化碳通气当量（ventilatory equivalent for carbon dioxide，EQCO₂）

二氧化碳通气当量指相同时间内静息每分钟通气量与每分钟二氧化碳排出量的比值，即 VE/VCO_2，反映肺通气效率。$EQCO_2$ 对判断心力衰竭、肥厚型心肌病、肺动脉高压/继发性肺动脉高压、慢性阻塞性肺疾病等的严重程度和预后具有重要作用。$EQCO_2$ 正常值是 20～30，高于 34 可作为心力衰竭患者高危的预测因子。

（八）通气储量百分比（percentage of reserve of ventilation）

通气储量百分比 =（最大通气量－静息每分钟通气量)/最大通气量×100%，正常值为 93%。通气储量百分比越低，通气功能越差，降至 60%～70% 时提示通气功能严重损害。

三、临床意义

心肺运动试验是一种无创性检测方法，综合应用呼吸监测、电子计算机和活动平板技术，实时监测不同负荷条件下机体氧耗量和二氧化碳排出量的动态变化，从而客观地评价心肺储备功能和运动耐力。VO_{2max}、AT 与最大氧脉搏值越低，病变累及的冠状动脉越多，左室功能越差。在达到 AT 前，射血分数随运动负荷的增加而增加；达到 AT 后，射血分数则随运动负荷的增加而明显降低。因此，CPET 能有效测定运动强度并指导制订冠心病患者的运动处方，以及判定冠心病患者日常生活活动能力的安全范围，评价康复运动的效果。根据患者的运动 VO_2 结果可进行 Weber 运动耐量心功能分级（定量评价心力衰竭的最客观指标）。

四、试验室设施与人员配置

（一）试验室设施

按美国心脏协会（American Heart Association，AHA）的标准设置。

1. **房间**　设置足够的室内空间，以容纳所有的设备和药品，并为患者和工作人员留有足够的活动与治疗空间，保证急救通道及应急出口通畅。通风良好，相对湿度一般控制在 40% 左右，温度一般控制在 20～22℃。环境相对安静,以减少对患者的干扰。房间布置温馨舒适,使患者在较轻松的状态下完成试验;配置拉帘等,保护患者的隐私。

2. 设备

(1)心电图记录仪:常规使用 12 导联心电图记录仪,要求能够识别心脏节律、心率,准确反映 ST 段的变化。为了保证心电图波形的标准化和可重复性,更好地区分室性或室上性心律失常,心电图记录仪必须具备良好的抗干扰能力,可以与运动装置联合使用。

(2)血压监测仪:包括自动血压监测仪和血压计。目前多使用自动血压监测仪,但在高强度运动时,其测量数值有可能不准确,尤其是舒张压,因此,如果测试中发现血压过高或过低等异常情况,应使用血压计手动复测,并在每次测量前校准。同时应准备不同型号的气囊袖带。

(3)活动平板(踏板):一般由电力驱动,速度调节范围 1.6 ～ 12.8km/h,坡度调节范围 0°～ 20°。要求前部有扶手,两侧有保护装置,紧急停止按钮醒目,并能在患者要求停止时迅速发挥作用。

(4)功率自行车:不适合活动平板试验的患者可用踏车运动试验。

(5)气体分析仪:能准确测定极量运动或次极量运动时的耗氧量,获得VE、VCO_2、RER 等主要参数。

(6)血气分析仪:能够满足动脉血气样本的直接测定,如动脉血氧饱和度(SaO_2)、动脉血氧分压(PaO_2)、动脉血二氧化碳分压($PaCO_2$)、pH 值和乳酸盐,以及对潮气量的分析。

3. 急救器具及药品

(1)急救设备:除颤器、氧气瓶、面罩(口鼻面罩、储氧面罩、氧气面罩等)、气管插管(经口)、简易呼吸器、吸引器等。

(2)注射用具:注射器、静脉输液架、静脉输液器等。

(3)急救药品:阿托品、利多卡因、腺苷、硝酸甘油(片剂)、地尔硫䓬、美托洛尔(注射剂)、肾上腺素、胺碘酮、多巴酚丁胺、多巴胺、维拉帕米、升压素、阿司匹林、氨茶碱、苯海拉明、地塞米松、沙丁胺醇、生理盐水、5% 葡萄糖注射液等。

(二)人员配置及要求

必须配置心内科医师、护士,可酌情配置运动训练师。所有人员均需经过专业训练和心肺复苏培训,能应对试验过程中的紧急情况,并能按照应急流程操作,对患者进行基础及高级的生命支持。

五、操作流程

(一)试验前准备

1. 了解患者的诊断、用药情况及试验理由。

2. 向患者详细说明进行此项试验的目的、意义、方法、过程、注意事项和可能存在的危险,消除其顾虑。高危患者应取得家属同意并签字。

3. 试验前 3 小时禁食,衣着宽松、舒适,鞋要安全。

4. 严格掌握禁忌证。绝对禁忌证为急性心肌梗死、急性快速心律失常、肺水肿、重度主动脉瓣狭窄。相对禁忌证为未控制的高血压、严重贫血、中度主动脉瓣狭窄、不合作患者。

5. 告知患者气体交换的口器可引起口腔黏膜干燥并有抵抗的感觉,如不能耐受口器,可改用面罩。

6. 向患者说明只要患者本人提出请求,试验即可中止。

7. 对安放电极的部位进行皮肤准备,用酒精棉球清洁皮肤,再用细砂纸或薄纱布轻轻打磨表皮,去除污垢和角质层,以免电极粘贴不牢。

(二)心肺运动试验操作方法与步骤

1. **设备准备** 开机预热后用标准气体校准。

2. **患者准备** 患者休息约 30 分钟,用血压计测量肱动脉血压,口含采样口器或戴面罩、粘贴电极、连接心电图导联线。

3. **试验过程**

(1)记录静息数据,包括血压及坐位、立位和休息时的心率。

(2)根据患者的功能状态及限制运动试验的其他情况,选择适当的运动试验方案。

(3)按预定方案逐步增加运动强度,运动过程中连续进行气体采样和分析及心电图、血压监测。每 2 ~ 3 分钟显示一次 VO₂ 的增加值,坡度方案为每 30 秒或每分钟改变一次工作量(做功量)。每级运动结束时,记录全导联心电图并测量血压,直至达到目标心率或出现其他试验终止指征。运动终止后,一般再采集和记录数据 3 ~ 5 分钟。通气阈的重复试验必须在稳定的临床状态下进行。鼓励患者连续保持 RER 在 1.0 以上,并确信达到 VT。

4. **试验终止指征**　患者出现以下情况时,应立即终止心肺运动试验:

(1)出现急性损害情况,如面色苍白、大汗、恐惧、胸闷、头晕、视物模糊。

(2)严重呼吸困难,出现新的发绀。

(3)复杂的室性心律失常、室上性心动过速或显著的心动过缓。

(4)心前区疼痛伴缺血性 ST 改变大于 2mV。

(5)严重高血压(> 240/140mmHg)。

(6)收缩压下降 > 10mmHg。

(7)严重疲劳、严重腿痛或间歇性跛行不能踏板者。

5. **初步报告**　应即刻完成。通过心肺运动试验评估心肺功能状态,为制订运动康复、治疗计划提供依据。

第五节　生存质量评估

生存质量(quality of life,QoL)又称生活质量,指个人对生存状态的体验,反映病、伤、残者维持自身躯体、精神及社会活动状态的能力。评估生存质量的目的是了解康复患者的疾病程度、判断预后,以制订康复方案和评定治疗效果。评估生存质量的常用量表有以下几种:

一、世界卫生组织生存质量测定量表

世界卫生组织生存质量测定量表包括身体功能、心理状况、独立能力、社会关系、生活环境、宗教信仰与精神寄托6个大方面、24个小方面内容,每个方面由4个条目构成,分别从强度、频度、能力和评价的角度反映同一特征。得分越高,生存质量越好。还有简化为26个条目的生存质量测定量表简表(QOL-BREF)以便操作实施。

二、健康调查量表SF36

健康调查量表SF36(short form-36)包括躯体功能、躯体角色、躯体疼痛、总的健康状况、活力、社会功能、情绪角色和心理卫生8个领域36个项目。

三、健康生存质量表

健康生存质量表项目覆盖日常生活活动、走动或行动、躯体功能活动、社会功能活动等方面,比较全面。

四、疾病影响程度量表

疾病影响程度量表(SIP)包括12个方面136个问题,覆盖活动能力、独立能力、情绪行为、警觉行为、饮食、睡眠、休息、家务、文娱活动等,用以判断伤病对躯体、心理、社会健康造成的影响。

五、生活满意度量表

生活满意度量表包括5个子量表,即热情与冷漠、决心与不屈服、愿望与实现目标间的吻合程度、自我评价、心境状态。每个子量表按1～5级评分,5分表示满意度最低,25分表示满意度最高。生活满意度指数A由与生活满意度量表的内容高度相关的20个项目组成,回答分为同意、不同意和无法肯定3种,总分从0(满意度最低)到20(满意度最高)分布。

六、国际功能、残疾和健康分类

国际功能、残疾和健康分类(ICF)分为两部分,第一部分是功能与残疾,包括身体功能和结构、活动和参与;第二部分是背景性因素,包括环境因素和个人因素。ICF 核心组合包括全套 ICF 核心组合和简要 ICF 核心组合。

慢性缺血性心脏病的全套 ICF 核心组合包括：

1. **身体功能** 指身体各系统的生理功能（包括心理功能），包括能量和驱动功能、睡眠功能、记忆功能、情感功能、痛觉、血管功能、血压功能、血液功能、免疫功能、运动耐力、心血管和呼吸功能相关的感觉摄入功能、排便功能、体重维持功能、性功能、肌力、肌耐力、随意运动控制功能。

2. **身体结构** 相关的身体解剖结构包括心血管系统的结构、呼吸系统的结构。

3. **活动** 指由个体执行一项任务或行动。活动受限指个体在完成行动时可能遇到的困难，这里指的是个体整体水平的功能障碍，包括个人健康自理（盥洗自身、护理身体各部、如厕、穿衣、进餐、准备膳食）、日常活动（举起和搬运物体、手的精细动作、手和手臂的活动、转移、步行、室外行动）、获得商品和服务、使用交通工具、驾驶、控制应激和其他心理需求、维系家庭关系及亲密关系、就业、经济自给、社区生活、娱乐和休闲等。

4. **背景因素** 包括环境因素和个人因素两个方面，前者指与人们日常生活和居住相关的自然和社会环境，包括某些工具和辅助技术，他人的支持和帮助，社会、经济和政策的支持力度，以及社会文化等。有障碍或缺乏有利因素的环境将限制个体的活动表现，有促进作用的环境则可以提高个体的活动表现。个人因素包括性别、种族、年龄、健康情况、生活方式、习惯、教养、应对方式、社会背景、教育、职业、过去和现在的经验、总的行为方式、个体的心理优势和其他特征等。

国内外临床指南均推荐 PCI 术后患者尽早参与康复运动，相关研究也表明，在确保急性心肌梗死患者安全的前提下，心脏康复护理与训练开展得越早，对增加康复效果越有利。有研究表明，PCI 术后患者即刻心脏康复护理与训练能够改善心功能，增加活动耐力，说明急性心肌梗死患者 PCI 术后早期康复护理与训练是安全的，且越早开始康复训练，恢复效果越好。PCI 虽然扩大了冠状动脉血管内径，恢复了冠状动脉血供，缓解了不适症状，但由于血管病变是不可逆转的，术后冠状动脉仍有狭窄或堵塞的可能，所以需要长期服用抗血小板聚集、调脂等药物,这在一定程度上增加了患者的心理压力。相关研究显示,PCI 术后患者出现抑郁情绪的比例较高,约 81.7%,而出现焦虑情绪的比例更高,达 86.7%。对于急诊接受 PCI 治疗的患者给予早期系统化的心脏康复护理与训练,在训练过程中给予心理护理与疏导,能够消除患者的不良情绪。

参考文献

[1] 刘庆荣,吴永健.冠心病介入治疗术后心脏康复的综合评估[J].中国医刊,2020,55(1):1-4.

[2] 程文飞,董少红.心脏康复运动对梗死后心室重构的影响[J].中国医学前沿杂志(电子版),2016,8(8):3-6.

[3] Li XX,Fan ZJ,Cui J,et al.Cardiac rehabilitation of Baduanjin exercise in coronary heart disease after PCI:A protocol for systematic review and meta-analysis of randomized controlled trials[J].Medicine(Baltimore),2021,100(15):25501.

[4] 中华医学会心血管病学分会预防学组,中国康复医学会心血管病专业委员会.冠心病患者运动治疗中国专家共识[J].中华心血管病杂志,2015,43(7):575-588.

[5] 中国康复医学会心血管病专业委员会,中国老年学学会心脑血管病专业委员会.在心血管科就诊患者的心理处方中国专家共识[J].中华心血管病杂志,2014,42(1):1-5.

[6] Balady GI,Wiliams MA,Ades PA,et al.Core components of cardiac rehabilitation/secondary prevention programs:2007 update:a scientific statement from the American Heart Association Exercise,Cardiac Rehabiltation and Prevention Committee,the Council on Clinical Cardiology:the Councils on Cardiovascular Nursing,Epidemiology and Prevention,and Nutrition,Physical Activity,and Metabolism:and the American Association of Cardiovascular and Pulmonary Rehabilitation[J].Circulation,2007,115(20):2675-2682.

[7] Bektaş O,Karagöz A,Bayramoğlu A,et al.Association between fragmented QRS and left ventricular systolic function in patients with erectile dysfunction[J].Acta Cardiol Sin,

2018,34(6):496-501.

[8] 尉挺.现代临床心脏病学[M].北京:人民军医出版社,1991.

[9] 周士枋,范振华.实用康复医学[M].南京:东南大学出版社,1998.

[10] 蒋承建,潘孙雷,池菊芳,等.不同心脏康复模式在急性心肌梗死经皮冠状动脉介入治
疗术后早期的临床价值研究[J].中国全科医学,2017,20(20):2439-2445.

[11] 陈纪言,陈韵岱,韩雅玲,等.经皮冠状动脉介入治疗术后运动康复专家共识[J].中国
介入心脏病学杂志,2016,24(7):361-369.

[12] Ji H,Fang L,Yuan L,et al.Effects of Exercise-Based Cardiac Rehabilitation in Patients
with Acute Coronary Syndrome:A Meta-Analysis[J].Med Sci Monit,2019,25:5015-
5027.

[13] Belardinelli R,Georgiou D,Giovanni C,et al.Randomized controlled trial of long term
moderate training in chronic heart failure[J].Circulation,1999,99(9):1173-1182.

[14] Arena R,Guazzi M,Cahalin LP,et al.Revisiting cardiopulmonary exercise testing
applications in heart failure:aligning evidence with clinical practice[J].Exerc Sport Sci
Rev,2014,42(4):153-160.

[15] Cheng X,Huang J,Zhu J,et al.Clinical evaluation of high intensity interval training
exercise in coronary heart disease patients after percutaneous coronary intervention:A
protocol for systematic review and meta-analysis[J].Medicine(Baltimore),2021,100(14):
e25472.

[16] Yang X,Li Y,Ren X,et al.Effects of exercise-based cardiac rehabilitation in patients after
percutaneous coronary intervention:A meta-analysis of randomized controlled trials[J].Sci
Rep,2017,7:44789.

[17] Soleimannejad K,Nouzari Y,Ahsani A,et al.Evaluation of the effect of cardiac
rehabilitation on left ventricular diastolic and systolic function and cardiac chamber size in
patients undergoing percutaneous coronary intervention[J].J Tehran Heart Cent,2014,9
(2):54-58.

[18] Perk J,De Backer G,Gohlke H,et al.European guidelines on cardiovascular disease
prevention in clinical practice(version2012):the fifth Joint task force of the European

society of cardiology and other societies on cardiovascular disease prevention in clinical practice[J]. Eur Heart J, 2012,（33）: 1635-1701.

[19] 卓茹. 不同心脏康复程序用于急性心肌梗死患者术后心脏康复的疗效对比研究 [J]. 现代中西医结合杂志, 2015, 24(4): 434-436.

[20] 陈凤屏, 陈丽萍, 吴永娟, 等. 系统康复护理干预对急诊冠状动脉内支架植入术患者身心康复的影响 [J]. 国际护理学杂志, 2012, 31(5): 789-792.

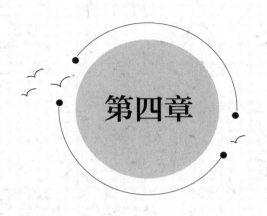

第四章

中医疗法在冠心病心脏
康复中的应用

西医学中冠状动脉粥样硬化性心脏病之心绞痛、心肌梗死与胸痹密切相关,可参照本病辨证论治。

胸痹,是以胸部闷痛,甚则胸痛彻背,喘息不得卧为主症的疾病,轻者仅胸闷如窒、呼吸欠畅,重者有胸痛,严重者见心痛彻背、背痛彻心。真心痛,是胸痹进一步发展的严重病证,表现为剧烈而持久的胸骨后疼痛,伴心悸、喘促、汗出、肢冷、面色苍白等症状,甚至危及生命。

胸痹的发生多与寒邪内侵、饮食失调、情志失节、劳倦内伤、年迈体虚等因素有关。胸痹的主要病机为心脉痹阻,其病位在心,涉及肝、肺、脾、肾等。其病理性质为本虚标实,虚实夹杂。本虚有气虚、气阴两虚及阳气虚衰;标实有血瘀、寒凝、痰浊、气滞、热蕴。两者可相兼为病,如气滞血瘀、气虚血瘀、痰瘀交阻、寒凝气滞等。胸痹轻者多为胸阳不振,阴寒之邪上乘,阻滞气机,临床表现为胸中气塞,短气;重者则为痰瘀交阻,壅塞胸中,气机痹阻,临床表现为不得卧,心痛彻背。胸痹亦有缓作与急发之异。缓作者,渐进而为,日积月累,始则偶感心胸不舒,继而心痹痛作,发作日频,甚则掣及后背;急发者,素无不适之感,或许久不发,因感寒、劳倦、七情所伤等诱因而猝然心痛欲窒。

本病辨证当分清标本虚实,补其不足,泻其有余。临证多虚实夹杂,应按虚实主次缓急而兼顾同治,并配合使用中成药。胸痹的预后,由于病程较长,反复发作,如治疗及时,坚持用药,配合康复护理,轻者可愈,或带病延年。

第一节　中医药物治疗在冠心病心脏康复中的应用

一、中医辨证

(一)心绞痛

病名诊断:心绞痛属西医学病名,可归于中医学"胸痹"等范畴。

证候诊断:参考《冠心病稳定型心绞痛中医诊疗指南》《不稳定型心绞痛中医诊疗专家共识》《冠心病心绞痛介入前后中医诊疗指南》《冠状动脉血运重建术后心绞痛中西医结合诊疗指南》制定。

心绞痛临床常见证候为心血瘀阻证、气滞心胸证、痰浊闭阻证、寒凝心脉证、气阴两虚证、心肾阴虚证及心肾阳虚证。临床工作中可四诊合参,参考上述证型标准进行辨证。

1. 心血瘀阻证

主症:胸闷胸痛,如刺如绞,痛有定处,入夜为甚,甚则心痛彻背、背痛彻心,或痛引肩背。

兼症:面色晦暗。

舌脉:舌质紫暗,有瘀斑或瘀点,舌下络脉青紫,苔薄;脉涩。

治法:活血化瘀,通脉止痛。

代表方:血府逐瘀汤。

常用药:当归、生地黄、桃仁、红花、枳壳、赤芍、柴胡、甘草、桔梗、川芎、牛膝。

加减:瘀血痹阻重症,胸痛剧烈,可加苏木、郁金、山楂、丹参等;若寒凝血瘀或阳虚血瘀,伴畏寒肢冷,脉沉细或沉迟者,可加桂枝、细辛、薤白等,或人参、制附子等;若气虚血瘀,伴气短乏力、自汗,脉细弱或结代者,当益气活血,加用人参或黄芪。

2. 气滞心胸证

主症:胸闷痛。

兼症:时欲太息,遇情志不遂时发作或加重,或兼有胸部胀闷,得嗳气或矢气则舒。

舌脉:舌质淡暗,苔薄;脉细弦。

治法:疏肝理气,活血通络。

代表方:柴胡疏肝散。

常用药:陈皮、柴胡、枳壳、白芍、炙甘草、香附、川芎。

加减:胸痛明显,兼见血瘀之象,可合用失笑散;气郁日久化热,心烦易怒,口干便秘,舌红苔黄,脉弦数者,可加栀子豉汤或用丹栀逍遥散加减。

3. 痰浊闭阻证

主症:胸闷。

兼症:痰多,气短,头身困重,形体肥胖,常于阴雨天发作或加重,伴有倦怠乏力,纳呆,便溏,咳吐痰涎。

舌脉:舌体胖大,边有齿痕,苔浊腻或白滑;脉滑。

治法:通阳泄浊,豁痰宣痹。

代表方:栝蒌薤白半夏汤合涤痰汤加减。

常用药:瓜蒌、薤白、半夏、胆南星、橘红、枳实、茯苓、人参、石菖蒲、竹茹、甘草、生姜。

加减:痰浊郁而化热者见口干口苦,用黄连温胆汤加郁金、天竺黄;痰热兼有郁火者,加海浮石、海蛤壳、栀子、天竺黄、竹沥;大便干结者,加桃仁、大黄。

4. 寒凝心脉证

主症:猝然心痛如绞,心痛彻背。

兼症:喘不得卧,多因气候骤冷或骤感风寒而发病或加重,伴形寒,甚则手足不温,冷汗出,胸闷气短,心悸,面色苍白。

舌脉:舌质偏淡或暗,苔薄白;脉沉紧或沉细。

治法:辛温散寒,宣通心阳。

代表方:枳实薤白桂枝汤合当归四逆汤加减。

常用药:枳实、厚朴、薤白、桂枝、瓜蒌、当归、白芍、细辛、炙甘草、大枣、通草。

加减:阴寒极盛之胸痹重症,表现为胸痛剧烈,痛无休止,伴身寒肢冷,气短喘息,脉沉紧或沉微者,当用温通散寒之法,予乌头赤石脂丸加荜茇、高良姜、细辛等。

5. 气阴两虚证

主症:心胸隐痛,时作时休。

兼症:心悸气短,动则益甚,咽干,倦怠乏力,神疲懒言,易汗出。

舌脉:舌质淡红,苔薄白少津;脉细缓或结代。

治法:益气养阴,活血通脉。

代表方:生脉散合人参养荣汤加减。

常用药:人参、麦冬、五味子、熟地黄、当归、白芍、白术、茯苓、炙甘草、黄芪、陈皮、远志。

加减:兼有气滞血瘀,可加柴胡、香附、川芎、郁金;兼见痰浊之象,可重用茯苓、白术,加白蔻仁;兼见纳呆、失眠等心脾两虚者,可用远志、茯神、首乌藤、柏子仁、酸枣仁。

6. 心肾阴虚证

主症:心痛憋闷。

兼症:心悸盗汗,虚烦不寐,头晕耳鸣,腰酸膝软,口干便秘。

舌脉:舌红少津,苔薄或剥;脉细数或促代。

治法:滋阴清火,养心和络。

代表方:天王补心丹合炙甘草汤加减。

常用药:人参、玄参、丹参、茯苓、五味子、远志、桔梗、当归、天冬、麦冬、柏子仁、酸枣仁、生地黄、炙甘草、桂枝、生姜、阿胶、火麻仁、大枣。

加减:阴不敛阳,虚火内扰心神,见虚烦不寐者,可用酸枣仁汤加减;若兼见风阳上扰,加用珍珠母、磁石、龙骨、牡蛎、琥珀等;若心肾阴虚,兼见头晕目眩,腰酸膝软,心悸不宁,可用左归饮加减。

7. 心肾阳虚证

主症:胸闷胸痛。

兼症:心悸,气短,动则更甚,自汗,面色㿠白,神倦怯寒,四肢欠温或肿胀,小便清长。

舌脉:舌质淡胖,边有齿痕,苔白或腻;脉沉细迟。

治法:温补阳气,振奋心阳。

代表方:参附汤合右归饮加减。

常用药:人参、制附子、生姜、熟地黄、山药、山茱萸、枸杞子、杜仲、炙甘草、肉桂。

加减:若肾阳虚衰,不能制水,水凌心肺,症见水肿、喘促、心悸,用真武汤加葶苈子、大枣、猪苓、车前子;若阳虚欲脱厥逆者,用四逆加人参汤。

(二)心肌梗死

病名诊断:心肌梗死属西医学病名,可归于中医学"真心痛"等范畴。

证候诊断:参考《急性心肌梗死中西医结合诊疗指南》及《急性心肌梗死中医临床诊疗指南》制定。

心肌梗死临床常见证候为气虚血瘀证、痰瘀互结证、气滞血瘀证、寒凝心脉证、气阴两虚证及正虚阳脱证。临床工作中可四诊合参,参考上述证型标准进行辨证。

1. 气虚血瘀证

主症:心胸刺痛,胸部闷滞,动则加重。

兼症:乏力,短气,汗出。

舌脉:舌质暗淡或有瘀点瘀斑,苔薄白;脉虚无力。

治法:益气活血,祛瘀止痛。

代表方:保元汤合血府逐瘀汤加减。

常用药:人参、黄芪、桃仁、红花、当归、生地黄、川芎、赤芍、柴胡、桔梗、陈皮、白术、白芍等。

加减:合并阴虚者,可加用生脉散或人参养荣汤加减。

2. 痰瘀互结证

主症:胸痛剧烈,胸闷伴窒息感。

兼症:头昏脑涨,身体困重,气短痰多,腹胀纳呆,恶心呕吐。

舌脉:舌质紫暗或暗红,可有瘀斑瘀点,舌下络脉青紫,苔厚腻;脉滑或涩。

治法:活血化痰,理气止痛。

代表方:栝蒌薤白半夏汤合桃红四物汤加减。

常用药:瓜蒌、薤白、半夏、熟地黄、当归、赤芍、川芎、桃仁、红花等。

加减:痰浊郁而化热者,可予黄连温胆汤加减;痰热兼有郁火者,可加海浮石、海蛤壳、栀子、天竺黄、竹沥;大便干者,可加生大黄;伴有热蕴者,可加黄连。

3. 气滞血瘀证

主症:心胸满闷,刺痛阵发,痛有定处。

兼症:常欲叹息,情志不遂时易诱发或加重。

舌脉:舌质紫暗,可见瘀点或瘀斑,舌下络脉青紫,苔薄;脉弦涩。

治法:疏肝理气,活血通络。

代表方:柴胡疏肝散合失笑散加减。

常用药:川芎、香附、赤芍、枳壳、柴胡、陈皮、五灵脂、蒲黄、甘草等。

4. 寒凝心脉证

主症:胸痛彻背,得热则痛减,遇寒则痛剧。

兼症:可因气候骤冷诱发或加重,胸闷气短,心悸,四肢冰冷。

舌脉:舌质淡暗,苔白;脉沉无力,迟缓,或结代。

治法:散寒宣痹,芳香温通。

代表方:当归四逆汤。

常用药:当归、桂枝、白芍、通草、炙甘草、细辛、大枣等。

加减:胸阳痹阻者,可合枳实薤白桂枝汤;胸痛明显者,可以乌头赤石脂丸加减。

5. 气阴两虚证

主症:隐隐胸闷痛。

兼症:心悸,疲乏气短,头晕,或手足心热。

舌脉:舌质嫩红,苔少或薄白;脉沉细无力,或结代或细数。

治法:益气养阴,通络止痛。

代表方:生脉散合人参养荣汤加减。

常用药:西洋参、麦冬、五味子、当归、黄芪、白术、茯苓、熟地黄、远志、陈皮、白芍、甘草等。

加减:胸阳痹阻者,可合枳实薤白桂枝汤;胸痛明显者,可予乌头赤石脂丸加减。

6. 正虚阳脱证

主症:胸痛隐隐,胸闷或有窒息感。

兼症:心悸不安,呼吸喘促,面色苍白,冷汗淋漓,烦躁不安或表情淡漠,重则昏迷,四肢厥冷,口开目合,手撒尿遗。

舌脉:舌质淡白或紫暗,苔薄白或无苔;脉数无根,或脉微欲绝。

治法:回阳救逆,益气固脱。

代表方:参附龙牡汤合四逆加人参汤加减。

常用药:熟附子、红参、干姜、炙甘草、大枣、龙骨、牡蛎等。

加减:伴有咳唾喘逆,水气凌心射肺者,予真武汤合葶苈大枣泻肺汤加减;伴有口干,舌质嫩红,阴竭阳脱者,可合用生脉散。并可急用参附注射液 50ml,不加稀释直接推注,每 15 分钟 1 次,直至阳气回复,四肢转暖,改用参附注射液 100ml 继续滴注,待病情稳定后,改用参附注射液 100ml 加入 5% 或 10% 葡萄糖注射液 250ml 中静脉滴注,直至病情缓解。

二、常用中成药

(一)口服中成药

1. 通心络胶囊

功效:益气活血,通络止痛。

用法用量:口服,每次 2 ~ 4 粒,每日 3 次。

适应证:用于冠心病心绞痛属心气虚乏、血瘀络阻证。

2. 复方丹参滴丸

功效:活血化瘀,理气止痛。

用法用量:口服或舌下含服,每次 10 丸,每日 3 次。

适应证:用于气滞血瘀所致的胸痹。

3. 麝香保心丸

功效:芳香温通,益气强心。

用法用量:口服或舌下含服,每次 1 ~ 2 丸,每日 3 次。

适应证:用于气滞血瘀所致的胸痹。

4. 丹蒌片

功效:宽胸通阳,化痰散结,活血化瘀。

用法用量:口服,每次 5 片,每日 3 次。

适应证:用于痰瘀互结所致的胸痹。

5. 芪参益气滴丸

功效:益气通脉,活血止痛。

功效:行气活血,祛瘀止痛。

用法用量:餐后半小时服用,每次 1 袋,每日 3 次。

适应证:用于气虚血瘀型胸痹。

6. 血府逐瘀胶囊

功效:活血祛瘀,行气止痛。

用法用量:口服,每次 4 ~ 6 粒,每日 2 ~ 3 次。

适应证:用于气滞血瘀所致的胸痹。

7. 灯盏生脉胶囊

功效:益气养阴,活血健脑。

用法用量:口服,每次 2 粒,每日 3 次,饭后 30 分钟服用。两个月为一个疗程,疗程可连续。巩固疗效或预防复发,每次 1 粒,每日 3 次。

适应证:用于气阴两虚,瘀阻脑络引起的胸痹心痛。

(二)静脉中成药

丹红注射液

功效:活血化瘀,通脉舒络。

用法用量:静脉滴注,每次 20 ~ 40ml,加入 5% 葡萄糖注射液 100 ~ 500ml 稀释后缓慢滴注,每日 1 ~ 2 次。伴有糖尿病等特殊情况时,改用 0.9% 氯化钠注射液稀释后使用;或遵医嘱。

适应证:用于瘀血闭阻所致的胸痹。

三、胸痛症状发作的治疗

心绞痛发作时,可在西医常规治疗的基础上联合中医药干预,主要体现于对胸痛症状的缓解,常用药物包括速效救心丸、复方丹参滴丸、麝香保心丸及宽胸气雾剂等。

1. **复方丹参滴丸**

功效同上。

用法用量:舌下含服,每次 10 丸。

2. **麝香保心丸**

功效同上。

用法用量:舌下含服,每次 2 丸。

3. **速效救心丸**

功效:行气活血,祛瘀止痛,增加冠脉血流量,缓解心绞痛。

用法用量:舌下含服,每次 10 ~ 15 粒。

适应证:用于缓解心绞痛。

4. **宽胸气雾剂**

功效:理气止痛。

用法用量:心绞痛发作时,将瓶倒置,喷口对准口腔,舌下喷 2 ~ 3 次。

适应证:用于缓解心绞痛。

注意事项:①本品含细辛油,有一定毒副作用,切勿过量使用;②孕妇及儿童慎用;③在治疗期间,心绞痛持续发作,应及时就诊;④切勿受热,避免撞击。

四、危险因素预防

危险因素预防指对冠心病相关危险因素的控制,如高血压(中医病名:眩晕、脉胀)、血脂异常(中医病名:痰浊)等。

1. **松龄血脉康胶囊**

功效:平肝潜阳,镇心安神。

用法用量:口服,每次 3 粒,每日 3 次。

适应证:用于肝阳上亢所致的头痛、眩晕、急躁易怒、心悸、失眠;高血压病及原发性高脂血症见上述证候者。

2. **全杜仲胶囊**

功效:补肝肾,强筋骨,降血压。

用法用量:口服,每次 2 ~ 3 粒,每日 2 次。

适应证:用于肾虚腰痛,腰膝无力;高血压见上述症状者。

3. 血脂康胶囊

功效:化浊降脂,活血化瘀,健脾消食。

用法用量:口服,每次 2 粒,每日 2 次,早晚饭后服用;轻、中度患者每日 2 粒,晚饭后服用,或遵医嘱。

适应证:用于脾虚痰瘀阻滞证,症见气短、乏力、头晕、头痛、胸闷、腹胀、食少纳呆等;高脂血症;也可用于由高脂血症及动脉粥样硬化引起的心脑血管疾病的辅助治疗。

禁忌:①对本品过敏者;②活动性肝炎或无法解释的血清氨基转移酶升高者。

4. 脂必泰胶囊

功效:消痰化瘀,健脾和胃。

用法用量:口服,每次 1 粒,每日 2 次。

适应证:用于痰瘀互结、气血不利所致的高脂血症,症见头昏、胸闷、腹胀、食欲减退、神疲乏力等。

禁忌:孕妇及哺乳期妇女禁用。

五、并发症防治

并发症防治指对冠心病相关并发症的防治,如心力衰竭(中医病名:心水病)、心源性休克(中医病名:厥脱)、心律失常(中医病名:心悸)。

(一)心力衰竭

1. 芪苈强心胶囊

功效:益气温阳,活血通络,利水消肿。

用法用量:口服,每次 4 粒,每日 3 次。

适应证:用于冠心病、高血压所致的轻、中度充血性心力衰竭阳气虚乏、络瘀水停证。

禁忌:对本品及本品成分过敏者忌服。

2. 心脉隆注射液

功效:益气活血,通阳利水。

用法用量:静脉滴注,每次 5mg/kg 体重,加入 5% 葡萄糖注射液或 0.9% 氯化钠注射液 200ml 中静脉滴注,滴速 20 ~ 40 滴 /min,每日 2 次。

适应证:用于气阳两虚、瘀血内阻所致的心悸、气短、水肿、面色晦暗、口唇发绀;慢性充血性心力衰竭见上述证候者的辅助治疗。

3. 黄芪注射液

功效:益气养元,扶正祛邪,养心通脉,健脾利湿。

用法用量:静脉滴注,每次 10 ~ 20ml,加入 5% 或 10% 葡萄糖注射液 100 ~ 250ml 中静脉滴注,每日 1 次。

适应证:用于心气虚损、血脉瘀阻之病毒性心肌炎、心功能不全及脾虚湿困之肝炎。

(二)心源性休克

1. 参附注射液

功效:回阳救逆,益气固脱。

用法用量:静脉滴注,每次 20 ~ 100ml,加入 5% 或 10% 葡萄糖注射液 100 ~ 250ml 中静脉滴注,每日 1 ~ 2 次。或静脉推注:每次 5 ~ 20ml,用 5% 或 10% 葡萄糖注射液 20ml 稀释后使用。

适应证:主要用于阳气暴脱的厥脱症(感染性、失血性、失液性休克等);也可用于阳虚(气虚)所致的惊悸、怔忡、喘咳、胃痛、泄泻、痹证等。

2. 生脉注射液(或参麦注射液)

功效:益气养阴,复脉固脱。

用法用量:静脉滴注,每次 20 ~ 60ml,用 5% 葡萄糖注射液 250 ~ 500ml 稀释后使用,或遵医嘱。

适应证:用于气阴两亏、脉虚欲脱的心悸、气短、四肢厥冷、汗出、脉欲绝及心肌梗死、心源性休克、感染性休克等具有上述证候者。

(三)心律失常

1. 参松养心胶囊

功效:益气养阴,活血通络,清心安神。

用法用量:口服,每次 2 ~ 4 粒,每日 3 次。

适应证:用于冠心病室性期前收缩属气阴两虚、心络瘀阻证者。

禁忌:对本品及本品成分过敏者忌服。

2. 稳心颗粒

功效:益气养阴,活血化瘀。

用法用量:口服,每次 1 袋,每日 3 次。

适应证:用于气阴两虚、心脉瘀阻所致的心悸不宁、气短乏力、胸闷胸痛;室性期前收缩、房性期前收缩见上述证候者。

禁忌:缓慢型心律失常禁用。对本品及所含成分过敏者禁用。

3. 心宝丸

功效:温补心肾,益气助阳,活血通脉。

用法用量:口服,每次 2 ~ 6 粒,每日 3 次。

适应证:用于心肾阳虚、心脉瘀阻引起的慢性心功能不全;窦房结功能障碍引起的心动过缓、病态窦房结综合征,以及缺血性心脏病引起的心绞痛及心电图缺血性改变。

注意事项:①阴虚内热、肝阳上亢、痰火内盛者及孕妇、青光眼患者忌服;②服药后若感口干,可饮淡盐开水或每日用生地 10g 水煎送饮;③运动员慎用。

参考文献

[1] 中华中医药学会心血管病分会 . 冠心病稳定型心绞痛中医诊疗指南 [J]. 中医杂志 ,
2019,(21):1880-1890.

[2] 张瑞芬 , 苏和 , 黄新生 , 等 . 不稳定型心绞痛中医诊疗专家共识 [J]. 中医杂志 ,2022,
63(7):695-700.

[3] 中华中医药学会心血管病分会. 冠心病心绞痛介入前后中医诊疗指南 [J]. 中国实验方剂学杂志,2018,(15):4-6.

[4] 世界中医药联合会心血管病专业委员会,中国中西医结合学会心血管病专业委员会,中华中医药学会介入心脏病学会,等. 冠状动脉血运重建术后心绞痛中西医结合诊疗指南 [J]. 中国中西医结合杂志,2020,(11):1298-1307.

[5] 中国医师协会中西医结合医师分会,中国中西医结合学会心血管病专业委员会,中国中西医结合学会重症医学专业委员会,等. 急性心肌梗死中西医结合诊疗指南 [J]. 中国中西医结合杂志,2018,38(3):272-284.

[6] 张敏州,丁邦晗,林谦. 急性心肌梗死中医临床诊疗指南 [J]. 中华中医药杂志,2021,(7):4119-4127.

第二节 中医外治技术在冠心病心脏康复中的应用

中医康复学以阴阳五行、脏腑经络、气血津液等学说为基础,以中医学整体观念和辨证论治为指导,在强调整体康复的同时,主张动静结合、治养合一,创建出中药、针灸、推拿、熏洗、导引、药膳等行之有效的康复方法。

中医外治法是在辨证论治的基础上,通过人体体表、孔窍、穴位,给予不同制剂的药物或物理治疗的方法。中医外治法有皮肤官窍黏膜治疗、经络腧穴治疗等。皮肤官窍黏膜治疗指药物通过皮肤、官窍黏膜吸收,进入局部或机体循环系统起治疗作用的方法,如敷贴疗法、熏洗疗法等。经络腧穴治疗指药物、手法、器械从外施于经络、腧穴起效的治疗方法,如推拿、艾灸疗法等。

目前不少研究运用中药、针刺、艾灸、推拿、按摩、药膳、太极拳、八段锦等中医传统手段和方式,针对冠心病、心力衰竭等病种进行了中医康复的有益探索,在缓解临床症状、改善心功能、提高生存质量、降低再入院率等方面具有一定的优势。通过整体调节,在多环节发挥效能,具有疗效确切、使用安全等优点,适用于心脏康复Ⅰ～Ⅲ期。

一、针刺疗法

针刺疗法是一种采用金属毫针刺激人体一定的腧穴,以调和气血、疏通经络,从而达到扶正祛邪、防病治病的一种疗法,适用于各种急、慢性疾病。

(一)操作方法

根据病情选择腧穴,先用拇指按压穴位。消毒进针部位,术者消毒手指。选择相应进针方法,正确进针。当刺入一定深度时,患者局部产生酸、麻、胀、重等感觉或向远处传导,即为"得气"。得气后调节针感,一般留针 10 ～ 20 分钟。起针时,一般用左手拇(示)指端按压在针孔周围皮肤处,右手持针柄慢慢捻动将针尖退至皮下,迅速拔出,随即用无菌干棉球轻压针孔片刻,防止出血。最后检查针数,以防遗漏。根据患者体型、体质、疾病虚实等选取合适的针具,辨证取穴,并实施恰当的补泻手法,得气留针。在针刺及留针过程中,密切观察有无晕针、滞针等情况。如出现意外,紧急处理。每日 1 次,5 次为一个疗程。

(二)常用穴位

内关、膻中、膈俞、心俞、厥阴俞、肾俞、脾俞、太冲、三阴交、太溪、关元、巨阙、气海等。

(三)辨病选穴

1. 冠心病心绞痛

主穴:内关、心俞、膻中、通里、厥阴俞、巨阙、足三里。

配穴:

心血瘀阻配膈俞、阴郄。

痰瘀痹阻配膻中、中脘、丰隆。

气阴不足配阴郄、太溪、三阴交。

心阳不振配命门(灸)、巨阙、关元、气海。

心阴虚配三阴交、神门、太溪。

肝气郁结配太冲、蠡沟。

2. **快速型心律失常**

主穴：内关、神门、心俞、膻中、厥阴俞。

配穴：

气虚配脾俞、足三里、气海。

阴虚配三阴交、肾俞。

心脉痹阻配膈俞、列缺。

阳虚配关元、大椎。

痰湿内蕴配丰隆、脾俞。

阴虚火旺配厥阴俞、太冲、太溪。

3. **缓慢型心律失常**

取穴内关、足三里、关元、郄门等，温针或针后艾灸。

（四）注意事项

1. 过于饥饿、疲劳、精神高度紧张者，不行针刺。体质虚弱者，刺激不宜过强，并尽可能采取卧位。

2. 避开血管针刺，防止出血；常有自发性出血或损伤后出血不止的患者不宜针刺。

3. 背部第 11 胸椎两侧、侧胸（腋中线）第 8 肋间、前胸（锁骨中线）第 6 肋间以上的腧穴，禁止直刺、深刺，以免刺伤心、肺，尤其对肺气肿患者，更需谨慎，防止发生气胸。

4. 病情不稳定者或有严重并发症者（如急性心肌梗死、急性心力衰竭、严重心律失常等），不宜针刺。

二、艾灸疗法

艾灸疗法是利用热力及药物的作用，通过经络传导，以温经通络、调和气血、消肿散结、祛湿散寒、回阳救逆，从而达到防病保健、治病强身的目的。

（一）操作方法

1. **直接灸**　把艾绒直接放在皮肤穴位上施灸，每穴 3 ～ 5 壮。

2. **间接灸**　对于心脏病气虚阳虚轻症或痰阻血瘀证可选隔姜灸，阳虚重症选用隔盐灸或隔附子饼灸。

3. 艾条灸　艾条点燃后在穴位熏灸,可应用温和灸、雀啄灸、回旋灸法。每次选取 5 穴,每穴灸治 10 分钟,每日 1 ~ 2 次。

4. 温针灸　针刺得气后,在针柄上穿置一段长 2 ~ 3cm 的艾条施灸,至艾绒烧完为止。

5. 温灸器灸　胸背部穴可用温灸盒或固定式艾条温灸器灸,四肢穴可用圆锥式温灸器灸疗。

6. 多功能艾灸仪　根据传统的艾灸原理,采用现代的计算机电子技术、磁疗方法,在保持传统艾灸使用艾绒的基础上,消除了艾绒燃烧冒烟、污染环境、操作不便、效率低等弊端。通过电子加热和磁疗作用,充分利用艾绒的有机成分,可同时对多个穴位施灸。

(二)常用穴位

心俞、膈俞、厥阴俞、膻中、巨阙、内关和郄门。

(三)临床应用

根据疾病的病因、病位、主症等综合分析辨证取穴。常用于气虚、阳虚、痰湿、血瘀证型的心脏病患者。

(四)禁忌

糖尿病或其他疾病引起感觉功能减退、皮肤愈合能力差者忌用。

三、耳压疗法

耳穴是全身各部组织、器官和内脏依靠经络在耳郭上的特定反应点(区),能反映机体各部的生理功能和病理变化。刺激脏腑经络相对应的耳穴,能激发气血的运行,调理五脏六腑之阴阳。因此,可利用耳穴诊断、治疗和预防疾病。耳压疗法是将药籽贴压在耳穴上,给予适度的揉、按、捏、压,使局部产生酸、麻、胀、痛等刺激效应,可以起到预防及治疗疾病的作用。

(一)操作方法

将医用胶布剪成 0.5cm×0.5cm 的小方块,逐个取王不留行籽粘在胶布中央。用玻璃棒探针在耳穴相应穴位探查反应点,选择压痛点取穴。找准穴位后,用镊子夹取贴附药籽的小方块胶布,先将胶布一角固定在穴位的一边,然后将药籽对准穴位,用左手手指均匀按压胶布,直至平整。取 3 ~ 4 穴,每次取一侧耳穴,两耳交替施治,每日按压 4 ~ 5 次,每次每个穴位按压 30 ~ 60 秒,发作时亦可按压刺激。隔 2 ~ 3 日换贴一次,10 日为一个疗程。

(二)常用穴位

心、神门、内分泌、皮质下、交感。

(三)辨病选穴

1. 冠心病

主穴:心、神门、皮质下、小肠、交感。

配穴:内分泌、肾、肝、脾、胃。

2. 高脂血症

主穴:脾、胃、内分泌等,或取敏感点。

配穴:

肠燥便秘者加肺、大肠。

脾虚湿盛者加肾、三焦。

3. 高血压　降压沟、肝、心、内分泌、交感、肾上腺、神门、肾等。

4. 心力衰竭　心、肺、脾、肾、三焦、小肠、内分泌、交感等。

5. 心律失常　心、肝、神门、交感、皮质下、内分泌、脾、小肠等。

(四)注意事项

耳压疗法操作简单易行,比较安全,一般无不良反应和绝对禁忌证。但应注意以下问题:①重度贫血、血友病患者可用贴压法;②严重心脑血管病患者(如急性心肌梗死、急性心力衰竭、高血压危象、恶性心律失常等)不宜强刺激。

四、中药穴位敷贴疗法

中药穴位敷贴疗法是将中药细末或中药提取物与各种不同的辅料一起调和,制成膏状或糊状,敷贴在特定的穴位上,通过中药的作用和其对穴位的刺激作用来治疗相关疾病的疗法,是药物和穴位共同作用治疗疾病的一种无创穴位刺激疗法。

（一）操作方法

首先明确敷贴穴位。拇（示）指按压选定腧穴，询问患者的感觉，以校准穴位。穴区局部应洗净擦干或用 75% 酒精消毒。取 5cm×5cm 正方形胶布，用油膏刀或小木棍将药物均匀地摊在胶布中间，薄厚适中，贴于穴位上。敷贴过程中观察有无渗漏、滑脱、局部皮肤皮疹等现象，并询问患者有无不适，告知注意事项。观察 2 ~ 6 小时，局部烧灼、发痒、红晕或稍有发泡即可取下。

（二）常用穴位

心俞、膻中、内关、曲池、厥阴俞、至阳、通里、中脘、气海、巨阙、神门、足三里、三阴交、脾俞、肺俞、关元、涌泉等，辨证或辨病位取穴。

（三）常用中药

根据病情辨证选用活血化瘀、芳香开窍等药。如以钩藤、杜仲、罗布麻、三七、蒲黄、乳香、没药、黄芪、川芎、桃仁、红花、牛膝、瓜蒌、细辛、木香、丁香、吴茱萸、肉桂、白芥子、延胡索、泽泻、制附子、细辛等作为基本处方，粉碎研末后加冰片、姜汁调匀，敷在专用敷贴膜上，或再加入二甲基亚砜制成软膏剂。

（四）临床应用

用于冠心病、心律失常、心力衰竭、高血压等疾病，也可根据患者体质及合并症、兼夹症状，辨证选药组方治疗。同一穴位敷贴时间为 2 ~ 6 小时，每日或隔日 1 次，2 周为一个疗程。

（五）注意事项

敷贴过程中注意观察病情变化，询问患者有无不适，敷药后若出现红疹、瘙痒、水疱等现象应暂停使用。对药物或敷料成分过敏或敷贴部位有创伤、溃疡者禁用。

五、中药热奄包疗法

中药热奄包疗法是将加热好的中药药包置于患病部位或身体的某一特定位置（如穴位上），通过奄包的热蒸气使局部的毛细血管扩张，血液循环加速，又可通过热蒸气促使奄包内中药渗透到患处，达到温经通络、调和气血、活血化瘀、祛湿驱寒目的的一种外治方法。

(一)操作方法

根据辨证选用合适的中药饮片,将药物装于大小合适的无纺布制作的药包中,再放入锅中加水煎煮。煮好后,可先用热蒸气熏蒸患处,待药液温度下降适中时,用毛巾蘸取药液敷于患处,或直接取出药包,将其拧至不干不湿的程度,用毛巾将热奄包包好敷于病患部位,留药 20 ~ 30 分钟,每日 1 ~ 2 次。

(二)常用穴位

足三里、膻中、内关、太溪等,或阿是穴。

(三)常用中药

肉桂、补骨脂、吴茱萸、白术、陈皮、姜半夏、苍术等。

(四)注意事项

胸痛发作期和严重糖尿病、截瘫等感觉神经功能障碍的患者,以及对药物过敏、皮肤溃烂、有出血倾向的患者禁用或慎用。

六、经穴体外反搏疗法

体外反搏疗法是一种无创的辅助循环疗法。经穴体外反搏疗法是以中医经络理论为指导,将中药颗粒(或替代品)置于丰隆、足三里等穴位,借助体外反搏袖套气囊,通过心电反馈,对穴位进行有效刺激,以达到疏通气血、化瘀通络目的的一种外治疗法。

(一)操作方法

将中药颗粒(或用橡胶球、电极片、电磁产品等替代品)固定在所选穴位上,外缚体外反搏袖套气囊,行体外反搏治疗。根据患者的耐受程度和治疗反应调整气囊压力大小。每日 1 次,每次 30 分钟,疗程为 10 日。

(二)常用穴位

丰隆、足三里等。

(三)临床应用

适用于冠心病、慢性心力衰竭等。

七、沐足疗法

沐足疗法是根据中医辨证论治理论,将药物煎煮成液或制成浸液后,通过浸泡双足、按摩足部穴位等方法刺激神经末梢,改善血液循环,从而达到防病治病、强身健体作用的治疗方法。

(一)操作方法

器具:沐足治疗盆或其他类似设备。

方法:向沐足器具内加入中药方配制的药液,调节适宜温度,以 35 ~ 45℃为宜。浸泡并按摩足趾、足心和足部常用穴位,或电动按摩足部反射区,每日1 次,每次 30 分钟。

(二)常用中药

桂枝、鸡血藤、桑枝、伸筋草、艾叶、红花等。

(三)临床应用

可用于冠心病、心律失常、心力衰竭、高血压等,根据患者体质及合并病、兼夹症状(如失眠、肢体疼痛麻木)等,辨证组方治疗。

(四)注意事项

病情不稳定者(如高血压急症、危重心律失常等)禁用,忌空腹及餐后立即沐足。

八、推拿疗法

推拿疗法又称按摩疗法,术者通过在患者体表一定部位或穴位上运用各种手法,以达到治疗疾病的目的,具有扶正祛邪、通络止痛等作用。

(一)操作方法

患者取适宜体位,暴露治疗部位,注意保暖。在治疗部位上铺治疗巾,进行腰、腹部按摩前嘱患者排尿。按确定的手法(如推法、按揉法或擦法、摩法)进行操作,指、掌、肘要紧贴体表,用力平稳,速度缓慢而均匀,动作灵活,以能使肌肤深层透热而不擦伤皮肤为度。此法可在人体各部位使用,能提高肌肉的兴奋性,促进血液循环,且有舒筋活络作用。

（二）常用部位和穴位

胸部、背部；心俞、膈俞、厥阴俞、内关、间使、三阴交、心前区阿是穴。

（三）临床应用

用于冠心病、高血压、心律失常、慢性心力衰竭。心血瘀阻者手法宜稍重，由肺俞至膈俞重推背部膀胱经，以泻为主。气滞血瘀、寒邪壅盛者，揉心俞、厥阴俞，横擦屋翳，使热透胸背。痰涎壅盛、痹阻脉络者，摩腹，擦督脉胸段。心肾阳虚者手法宜轻，轻摩心俞、厥阴俞10分钟左右，以补为主。应取得患者合作，密切观察患者反应及局部情况，根据病情变换手法，掌握适宜强度，防止损伤。

（四）注意事项

急性心肌梗死、高血压急症、危重心律失常、急性心力衰竭等禁用。

九、拔罐疗法

拔罐疗法是以罐为工具，利用燃烧热力，排出罐内空气，形成负压，使其吸附在皮肤腧穴或应拔部位的体表，造成局部皮肤充血或暂时瘀血的一种疗法。此法具有通经活络、行气活血、消肿止痛、祛风散寒等作用。

（一）操作方法

1. 用镊子或止血钳夹95%酒精棉球一个，点燃后伸入罐内中段绕一周（切勿将罐口烧热，以免烫伤皮肤），迅速退出，立即将罐按扣在所选部位或穴位上。

2. 拔罐疗法可分为闪罐、留罐、走罐及刺血拔罐四种手法。

（1）闪罐：将罐拔住后立即起下，如此反复多次地拔住起下，起下拔住，至皮肤潮红充血或瘀血为度。多用于局部肌肤麻木、疼痛等症。

（2）留罐：将罐吸附在皮肤上不动，直至皮肤出现瘀血现象为止，一般留置10分钟左右。此法适用于镇痛治疗。

（3）走罐：在施治部位的皮肤表面涂具有润滑作用的药物或液体，根据治疗需要，选择不同的润滑药物。将95%酒精棉球点燃后伸入玻璃罐中，绕一周后迅速退出，将罐吸附于体表，手握罐体，循着经络往返拉动。

（4）刺血拔罐：对施治部位常规消毒，先用梅花针叩刺，或用三棱针浅刺出血后，再行拔罐，留置 5 ～ 10 分钟，起罐后消毒局部皮肤。

3. 起罐时右手扶住罐体，左手拇指或示指从罐口旁轻按皮肤，待空气进入罐内即可将罐取下。

（二）适应证及常用穴位

1. 冠心病

主穴：心俞、膈俞、膏肓俞、章门。

2. 心律失常

主穴：心俞、肾俞、膈俞、脾俞。

3. 高血压

主穴：肝俞、胆俞、脾俞、肾俞、委中、承山、足三里。重点取背部及下肢部腧穴。

（三）临床应用

可用于阳虚质、痰湿质、湿热质、血瘀质心脏病患者，或疾病过程中兼见上述证型者。根据患者的病位及主症辨证取穴施治。

（四）注意事项

急性心肌梗死、急性心力衰竭、恶性心律失常、高血压急症、呼吸衰竭、皮肤局部溃烂或高度过敏、消瘦致皮肤失去弹性、全身高度水肿及有出血性疾病者禁用。临床应用中要检查罐口是否光滑，以防损伤患者皮肤。

十、超声疗法

超声疗法是运用超声波原理，由电能通过压电效应，将电信号转换成机械振动，使晶体振动产生超声波，从而治疗冠心病的方法。

（一）操作方法

取适量耦合剂涂在超声仪的探头上，使探头与皮肤紧密贴合，对患者的虚里、膻中穴、内关穴等进行有效刺激，借助超声波的能量进行治疗。每次治疗 20 ～ 30 分钟，每日 1 次，7 日为一个疗程。

（二）常用部位及穴位

虚里、膻中、内关。

（三）临床应用

冠心病。

（四）注意事项

实施超声疗法的过程中，需将探头紧密贴合皮肤，促使超声波能量进入体内，预防皮肤和探头之间出现发热、发烫等异常。

十一、中药离子导入疗法

中药离子导入疗法是利用直流电电场（或低频脉冲电场）的作用，将中药液中的分子电离成离子，并使其经皮肤或黏膜进入人体的一种治疗方法，具有活血化瘀、软坚散结、抗炎镇痛等作用。

（一）操作方法

用中药液将衬垫浸湿置于患处，根据导入药物的极性选择电极板，带负离子的药物衬垫放于负极板（黑色导线），带正离子的药物衬垫放于正极板（红色导线）。放置电极板后隔上塑料薄膜，用尼龙搭扣或沙包固定，确认输出端电门调节器位于"0"，再接通电源，根据治疗部位调节电流量，治疗 15 ~ 20 分钟，儿童不宜超过 10 ~ 15 分钟。治疗结束时，先将输出端电门调节器调至"0"，再关电源。

（二）常用穴位

心俞、膈俞、厥阴俞、内关、间使、心前区阿是穴。

（三）临床应用

可用于冠心病、心律失常、心力衰竭、高血压等，也可根据患者体质及合并病、兼夹症状辨证选穴治疗。

（四）注意事项

活动性出血、高热、活动性结核、妊娠、治疗部位有金属植入物、严重心功能不全和植入心脏起搏器者慎用或禁用中药离子导入疗法。

参考文献

中国中医药研究促进会中西医结合心血管病预防与康复专业委员会 . 中医外治技术在心脏康复中应用的专家建议 [J]. 中西医结合心脑血管病杂志 ,2017,(1):53-58.

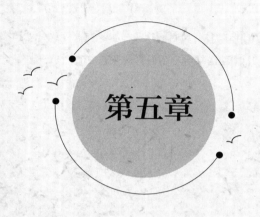

第五章

冠心病中医心脏康复
个体化研究

第一节 体质与辨识

心脏康复为冠心病患者提供急性期、稳定期乃至整个生命过程中的生理-心理-社会综合医学治疗,包括健康教育、医疗评价、纠正心血管风险因素、运动处方及压力管理等综合性长期干预措施。研究证实,心脏康复在心血管疾病防治方面发挥了重要作用,能够有效降低心血管疾病复发率及死亡风险,提高患者的生存质量。数千年来,中医学在促进机体康复和维持机体阴阳平衡中一直发挥着重要作用,在健康教育、运动处方、压力管理方面也具有独特的优势。在"因人制宜"的体质辨识指导下,中医学根据患者的体质特点开展个体化中医心脏康复,为传统心脏康复手段赋予了更多的内涵。

体质又称"素质""形质",是每个独立个体在形质、功能、心理方面的身心特征,是在先天禀赋及后天获得的基础上,生长、发育和衰老过程中所形成的形态结构、生理功能、心理状态方面相对稳定的个体化特性,并与自然、社会环境相适应。

中医经典理论认为,不同个体间存在体质差异。《灵枢·寿夭刚柔》云:"人之生也,有刚有柔,有弱有强,有短有长,有阴有阳。"明确阐述了个体体质上的差异。体质包括"形"与"神"两方面,是"形""神"综合统一的表现,人体的生理、心理特质是体质的外在表现,因此,个体的"形""神"具有一体性;体质与人体相互依存,相互影响。由于影响因素不同,不同体质可产生不同的生理、心理特质;体质受先天禀赋及后天因素影响,长期处于一个相对稳定的环境下,可使体质在某一生命进程中具有稳定性,但人体生理特征的变化及后天生活环境的改变使体质具有可调性。进行心脏康复可以纠正、改善偏颇体质,起到调节内环境的作用,也就是"既病防变"的体现。

中医体质学说源于中医基础理论,并以此为指导,研究体质的概念、形成、类型特征及对疾病发生、发展、传变过程的影响,对疾病进行诊断和防治,目前在临床疾病的干预中取得了可观的疗效。研究表明,在冠心病患者康复过程中调整体质偏颇有利于疾病的恢复,并能有效预防并发症的发生。不同个体的疾病发展过程受体质影响,并受饮食结构、生活条件、地理环境等自然环境及社会环境因素影响,故准确辨识冠心病患者的体质类型是调整偏颇体质、促进康复的重要手段。

冠心病属中医学"胸痹""真心痛"范畴,主要病机为心脉痹阻,病位在心,病性属本虚标实、虚实夹杂。其中本虚有气虚、气阴两虚及阳气虚衰;标实包括气滞、血瘀、寒凝、痰浊四类。本虚、标实可相兼为病、相互转化,如胸痹发病过程中,可由标及本,由轻转重,由虚转实,亦可由实转虚。基于胸痹病程长、反复发作等特点,正确辨识个体体质,制定个体化中医辨证治疗方案,是防治冠心病、促进心脏康复的重要手段之一。

一、体质的基本分类

人体为阴阳调和的整体,机体阴阳在一定程度上相互制衡、互为消长。基于阴阳消长平衡原理,可将体质大体分为阴阳平和质、偏阳质与偏阴质,在此基础上展开更为细致的划分,需仔细辨识。以下详细描述三种体质的特点:

(一)阴阳平和质

阴阳平和质是机体功能较为协调的体质类型。阴阳平和是人体理想的状态,机体的健康及功能的正常运转均依赖阴阳的平衡协调,而疾病的发生为阴阳失衡。外邪侵犯时,阴阳平和质者对邪气具有较强的抵御能力,或不易生病,或生病后易于痊愈。阴阳平和质者在形神上表现为身体强壮、胖瘦适宜,面色明润含蓄,舌淡红,脉平,精力充沛、灵活机敏。该体质者随和开朗,尤其擅长自我调节,是调整偏颇体质要达到的目标体质。

(二)偏阳质

偏阳质是机体功能偏亢奋的体质类型。多表现为向上、好动、兴奋等特征。偏阳质者面色偏红、微黑,皮肤偏油,喜冷怕热,汗多渴饮,舌质偏红,苔偏黄,脉多滑数,体形偏瘦或适中,性格外向、急躁,精力旺盛。偏阳质人群患病性质多为实证、热证,且容易发展为燥热伤阴虚热证或阴虚阳亢证。

(三)偏阴质

偏阴质是机体功能偏沉静的体质类型。多表现为向下、沉稳、安静、偏寒等特征。偏阴质者面色偏白而缺少血色,喜暖怕冷,易疲劳,精力欠缺且反应迟钝,唇舌暗淡或偏白,脉多沉细,体形适中或偏胖,性格内敛,胆小易惊。偏阴质人群患病性质多为虚证、寒证,并呈现为阴盛阳虚。

二、常见体质辨识

根据中华中医药学会 2009 年发布的《中医体质分类与判定》,中医体质共分为 9 种基本类型:平和质、气虚质、阳虚质、阴虚质、痰湿质、湿热质、血瘀质、气郁质、特禀质。不同体质类型在形体特征、生理特征、心理特征、病理反应状态、发病倾向等方面各有特点。

(一)平和质(A 型)

总体特征:阴阳气血调和,以体态适中、面色红润、精力充沛等为主要特征。

形体特征:体形匀称健壮。

常见表现:面色、肤色润泽,头发稠密有光泽,目光有神,鼻色明润,嗅觉通利,唇色红润,不易疲劳,精力充沛,耐受寒热,睡眠良好,胃纳佳,二便正常,舌色淡红,苔薄白,脉和缓有力。

心理特征:性格随和开朗。

发病倾向:平素患病较少。

对外界环境适应能力:对自然环境和社会环境适应能力较强。

(二)气虚质(B 型)

总体特征:元气不足,以疲乏、气短、自汗等气虚表现为主要特征。

形体特征:肌肉松软不实。

常见表现:平素语音低弱,气短懒言,容易疲乏,精神不振,易出汗,舌淡红,舌边有齿痕,脉弱。

心理特征:性格内向,不喜冒险。

发病倾向:易患感冒、内脏下垂等病;病后康复缓慢。

对外界环境适应能力:不耐受风、寒、暑、湿邪。

(三)阳虚质(C型)

总体特征:阳气不足,以畏寒怕冷、手足不温等虚寒表现为主要特征。

形体特征:肌肉松软不实。

常见表现:平素畏冷,手足不温,喜热饮食,精神不振,舌淡胖嫩,脉沉迟。

心理特征:性格多沉静、内向。

发病倾向:易患痰饮、肿胀、泄泻等病;感邪易从寒化。

对外界环境适应能力:耐夏不耐冬;易感风、寒、湿邪。

(四)阴虚质(D型)

总体特征:阴液亏少,以口燥咽干、手足心热等虚热表现为主要特征。

形体特征:体形偏瘦。

常见表现:手足心热,口燥咽干,鼻微干,喜冷饮,大便干燥,舌红少津,脉细数。

心理特征:性情急躁,外向好动,活泼。

发病倾向:易患虚劳、失精、不寐等病;感邪易从热化。

对外界环境适应能力:耐冬不耐夏;不耐受暑、热、燥邪。

(五)痰湿质(E型)

总体特征:痰湿凝聚,以形体肥胖、腹部肥满、口黏苔腻等痰湿表现为主要特征。

形体特征:体形肥胖,腹部肥满松软。

常见表现:面部皮肤油脂较多,多汗且黏,胸闷,痰多,口黏腻或甜,喜食肥甘甜黏,苔腻,脉滑。

心理特征:性格偏温和、稳重,多善于忍耐。

发病倾向:易患消渴、中风、胸痹等病。

对外界环境适应能力:对梅雨季节及湿重环境适应能力差。

(六)湿热质(F型)

总体特征:湿热内蕴,以面垢油光、口苦、苔黄腻等湿热表现为主要特征。

形体特征:形体中等或偏瘦。

常见表现:面垢油光,易生痤疮,口苦口干,身重困倦,大便黏滞不畅或燥结,小便短黄,男性易阴囊潮湿,女性易带下增多,舌质偏红,苔黄腻,脉滑数。

心理特征:容易心烦气躁。

发病倾向:易患疮疖、黄疸、热淋等病。

对外界环境适应能力:对夏末秋初湿热气候,湿重或气温偏高环境较难适应。

(七)血瘀质(G型)

总体特征:血行不畅,以肤色晦暗、舌质紫黯等血瘀表现为主要特征。

形体特征:胖瘦均见。

常见表现:肤色晦暗、色素沉着,容易出现瘀斑,口唇黯淡,舌黯或有瘀点,舌下络脉紫黯或增粗,脉涩。

心理特征:易烦,健忘。

发病倾向:易患癥瘕及痛证、血证等。

对外界环境适应能力:不耐受寒邪。

(八)气郁质(H型)

总体特征:气机郁滞,以神情抑郁、忧虑脆弱等气郁表现为主要特征。

形体特征:形体瘦者为多。

常见表现:神情抑郁,情感脆弱,烦闷不乐,舌淡红,苔薄白,脉弦。

心理特征:性格内向不稳定、敏感多虑。

发病倾向:易患脏躁、梅核气、百合病及郁证。

对外界环境适应能力:对精神刺激适应能力较差;不适应阴雨天气。

(九)特禀质(I型)

总体特征:先天失常,以生理缺陷、过敏反应等为主要特征。

形体特征:过敏体质者一般无特殊;先天禀赋异常者或有畸形,或有生理缺陷。

常见表现:过敏体质者常见哮喘、风团、咽痒、鼻塞、喷嚏等;患遗传性疾病者有垂直遗传、先天性、家族性特征;患胎传性疾病者具有母体影响胎儿个体生长发育及相关疾病特征。

心理特征:随禀质不同情况各异。

发病倾向:过敏体质者易患哮喘、荨麻疹、花粉症及药物过敏等;遗传性疾病如血友病、先天愚型等;胎传性疾病如五迟(立迟、行迟、发迟、齿迟和语迟)、五软(头软、项软、手足软、肌肉软、口软)、解颅、胎惊、胎痫等。

对外界环境适应能力:适应能力差,如过敏体质者对易致过敏季节适应能力差,易引发宿疾。

第二节 个人心脏康复

一、个人生活起居调养

(一)个人生活起居调养概述

现代心脏康复强调健康教育、运动处方、压力管理三方面,这与个人生活起居密切相关,也就是情志、作息、运动、饮食等日常生活及工作,因此,形成规律且合理的个人作息是维持人体生命健康的重要方式。

《素问·上古天真论篇》云:"上古之人,其知道者,法于阴阳,和于术数,食饮有节,起居有常,不妄作劳,故能形与神俱,而尽终其天年,度百岁乃去。今时之人不然也,以酒为浆,以妄为常,醉以入房,以欲竭其精,以耗散其真,不知持满,不时御神,务快其心,逆于生乐,起居无节,故半百而衰也。"明确表达了合理的生活起居调养对于维护人体健康的重要性,亦是中医"治未病"及"养生"的思想体现,为疾病康复的指导先河。由此可知,人需遵循自然阴阳变化规律,并融入其中;在此基础上,以饮食养护、起居调护、精神养护、修身明德等方法顺应天地阴阳变化,达到"天人合一",人与自然和谐统一,从而达到防治疾病、延年益寿的目的。

此外,人体脏腑气血的充足是维持正常生理功能的必要条件,脏腑气血的阴阳盛衰与生活起居规律息息相关,应保持规律作息、合理饮食,做到劳逸结合,以维持阴阳平衡,人体的生理功能才能正常运转。

(二)不同体质起居调养特点

根据中医辨证论治观点,不同体质类型的冠心病患者应根据自身特点进行不同的生活调护。

1. **气虚质** 《素问·举痛论篇》认为"悲则气消"。气虚之人不宜过度悲伤,应积极参与社会活动,培养乐观豁达的生活态度。同时在日常生活中当注重保暖,避免感冒。运动方面当以柔缓运动为主,运动量不宜过大,避免大负荷运动及大量出汗,禁止猛然发力或长时间憋气,运动时做到"形劳而不倦",全身微微出汗即可,可进行散步、打太极拳等传统导引运动。

2. **湿热质** 湿性重浊,湿热质者易患湿疹、黄疸等疾病。日常饮食应以清淡为宜,减少辛温助热食物的摄入,并戒烟戒酒。日常生活中注意舒畅情志,规律作息,所居之所当干燥通风,避免湿气过重。运动方面,可进行一些运动量较大、强度较高的运动,如长跑、游泳等,盛夏暑湿较重时应当减少户外活动时间。

3. **阴虚质** 阴虚常伴津伤,常导致阴阳失衡而阳气相对旺盛,故阴虚质者易患咳嗽、甲状腺功能亢进等疾病。日常生活中当避免接触致咳原,并控制碘摄入量,不宜过多或过少。日常饮食可选用甘凉滋润之品,减少性温燥烈之品。保持良好作息规律,坚持午休,禁止熬夜,节制房事。适当控制情绪,可通过书法、下棋等怡情悦性。运动以小强度为宜,可进行太极拳、太极剑等运动,并在锻炼时控制出汗量,及时补充水分,不宜进行桑拿等失水过多的活动。

4. **痰湿质** 痰湿黏腻重浊,痰湿质者多易患眩晕、胸痹等病。日常生活中可选用轻薄、透气、散湿的衣物,日常饮食以清淡为宜,减少肥甘厚腻之品的摄入。多进行户外活动,由于痰湿质者多形体肥胖,易于困倦,初期运动量控制在发汗为宜,后逐步增加运动量,循序渐进。坚持长期运动锻炼,可快走、骑自行车等。

5. **血瘀质** 瘀血阻滞气血运行,易形成气滞血瘀、脉络痹阻,导致胸痹、中风等疾病。此外,长期精神抑郁易导致气机不畅,久之易造成血脉瘀阻等,故应保持心情愉快,及时消除不良情绪,以条达气机。居所应温暖舒适,避免在潮湿环境中长时间工作。注意自我保护,避免外伤。保持充足睡眠,可在晴天进行户外运动,如舞蹈、太极拳等,促进气血运行,减少坐、卧时间。

6. **阳虚质** 阳虚质者畏寒喜热,手足冰凉,喜静恶动,需重视精神调养,保持心情愉快,精神舒畅,有助于振奋阳气,促进阳气的升发和流通。平时多参加体育运动,如瑜伽、散步、慢跑、太极拳、五禽戏、八段锦、球类运动等,还可按揉气海穴,以调整全身虚弱状态,增强免疫力。

7. **气郁质** 气郁质者神情抑郁,形体较瘦,情感脆弱,郁郁寡欢,性格内向,敏感多虑,需适度运动、娱乐,以解除郁闷、陶冶情操。八段锦、五禽戏、太极拳等不但可以强身健体,还有运行气血、调畅情志的作用,能有效疏解焦虑、抑郁情绪。

二、饮食疗法

西医学认为膳食与机体的免疫水平、慢性疾病的发生风险及其预后有着密切的联系,并将 30 余种关键膳食因素(如食物、营养素、膳食模式、生活方式等)与疾病之间的关系进行了定性和定量研究,强调长期合理、规律的饮食,不仅能维护和促进人体健康,还能提高机体免疫力。

《中国卫生健康统计年鉴(2022)》和《中国心血管健康与疾病报告 2022》显示,目前我国心血管疾病患病率处于持续上升阶段,心血管疾病病死率居首位,冠心病是我国常见的死亡原因之一。冠心病具有不可治愈性,因此,疾病管理的重点不应仅仅停留在缓解心绞痛发作和急性心肌梗死的血运重建方面,还需关注冠心病的病后康复,尤其是提高患者的远期生活质量及降低病死率。合理膳食是冠心病二级预防与治疗的重要组成部分,对不同类型的冠心病患者进行个体化的营养干预,有助于控制危险因素、降低死亡风险、改善预后、提高生活质量。

(一)饮食推荐

1. **单纯冠心病饮食推荐** 参照《稳定性冠心病中西医结合康复治疗专家共识(2019)》,单纯冠心病患者营养处方原则:①多样化饮食,粗细搭配,均衡膳食;②总能量摄入与身体活动所需能量保持平衡,注意维持健康体重,体重指数应控制在 18.5 ~ 24.0kg/m² 之间;③饮食中脂肪提供的能量最好不超过总能量的 30%,尤其是饱和脂肪酸不超过总能量的 10%;减少反式脂肪酸的摄入,尽量不超过总能量的 1%;④可摄入占总能量 6% ~ 10% 的多不饱和脂肪酸;摄入占总能量 10% 的单不饱和脂肪酸,如可通过富含油酸的烹调用油来摄取;⑤限制食用富含胆固醇的动物性食物,胆固醇摄入量不应超过 300mg/d;⑥限制用盐,每天盐的摄入量不超过 6g;⑦每天可通过摄入大量蔬菜、水果等食物来适当增加钾的摄入;⑧每天从全谷类食物、蔬菜和水果中获取 25 ~ 30g 的膳食纤维;⑨每天确保食用 400 ~ 500g 的新鲜蔬菜和 200 ~ 400g 的水果。

2. 冠心病其他特定人群膳食推荐

(1)老年冠心病患者:参照《稳定性冠心病中西医结合康复治疗专家共识(2019)》《中国居民膳食指南科学研究报告(2021)》及《中国健康生活方式预防心血管代谢疾病指南(2020)》,对老年人进行膳食指导。老年人常常出现机体免疫力下降、代谢能力降低、味觉等感官反应降低、消化吸收功能减退等情况,因此,日常生活中要保证食物多样化、营养充足,注意饮食清淡,避免高盐和油炸食品、甜食的摄入,严格限制浓肉汤、海鲜浓汤等易诱发高尿酸血症和痛风的高嘌呤食物的摄入量;保持适宜体重,不要过于消瘦;若无心功能不全可主动饮水,每天饮水量达到 1 500 ~ 1 700ml;消化吸收功能减退的老年人,可少量多餐、进食细软食物。

(2)肥胖型冠心病患者:参照《稳定性冠心病中西医结合康复治疗专家共识(2019)》《中国居民膳食指南科学研究报告(2021)》及《中国健康生活方式预防心血管代谢疾病指南(2020)》,建议饮食干预的总体原则为通过改变膳食结构和进食量来减少总能量的摄入。改变膳食结构的基本要点是低脂肪、低能量、低盐、减少甜食摄入和避免饮用含糖饮料,增加新鲜水果和蔬菜在膳食中的比重,适量摄入优质蛋白质和含复杂碳水化合物的食物(如谷类)。每天摄入占总能量 15% ~ 20% 的蛋白质、60% ~ 65% 的碳水化合物和大约 25% 的脂肪。日常膳食均衡搭配比例:大约 1/2 的蔬菜,1/4 富含蛋白质的食物(蛋、鱼、肉、奶制品和豆类),最后 1/4 是碳水化合物。减少食量(能量限制)应考虑个体化原则,兼顾原有饮食习惯、身体活动强度、营养需求及伴发疾病,将每天膳食中摄入的总能量减少 15% ~ 30%,主要减少脂肪的摄入量和适当减少谷类主食量,但不改变谷类食物在膳食中的比重。

(3)冠心病合并高血压患者:参照《稳定性冠心病中西医结合康复治疗专家共识(2019)》《中国居民膳食指南科学研究报告(2021)》《中国高血压临床实践指南(2022)》及《中国健康生活方式预防心血管代谢疾病指南(2020)》,建议饮食以富含膳食纤维的全谷物、蔬菜、水果、植物来源的蛋白质、低脂奶制品为主,减少饱和脂肪和胆固醇摄入,合理食用全谷物(小米、全麦粉、玉米、燕麦、荞麦等)和杂豆类食物(大豆以外的豆类,如绿豆、红豆、花豆、芸豆等),每餐食物中确保蔬菜比重约占 1/2,每日适量食用新鲜应季水果,注意控制食用含糖量高的水果。科学饮水,成年人每日饮水量应不少于 1.5L,根据生理状况、环境温湿度、运动及摄入食物情况进行调整,提倡饮用白开水或淡茶水,不推荐饮酒。限制钠盐摄入量,如减少烹调用盐及含钠高的调味品(包括味精、酱油、鸡精、蚝油、腐乳等),避免或减少食用含钠盐量较多的加工食品,如咸菜、糕点、罐头、火腿、各类炒货和腌制品等。合理增加膳食中钾的摄入量,如增加富钾食物(新鲜蔬菜、水果和豆类等)的摄入量,肾功能良好的患者可选择低钠富钾替代盐(氯化钾取代 20% ~ 30% 的氯化钠)。

(4)冠心病合并血脂异常的患者:参照《稳定性冠心病中西医结合康复治疗专家共识(2019)》《中国居民膳食指南科学研究报告(2021)》及《中国健康生活方式预防心血管代谢疾病指南(2020)》,在饮食方面建议:①降低低密度脂蛋白胆固醇、饱和脂肪和反式脂肪酸的摄入,降低总能量;鼓励以鱼类或鱼油胶囊的形式摄入 ω-3 脂肪酸,适当选择植物甾醇补充剂;严格控制食用富含饱和脂肪酸的食物(如大部分饼干、薯条、薯片、糕点等油炸食品和加工零食),适量控制精制碳水化合物食物(如精白米面、糖果、含糖果汁等),保证蔬菜、水果摄入;另外,也可以通过减少烹调油的用量来改善血脂异常,建议选择菜籽油、玉米油、葵花籽油、橄榄油等植物油。②中度限制钠盐,盐摄入量不超过 6g/d。③少量多餐,避免过饱,忌烟酒和浓茶。

(5)冠心病合并糖代谢异常的患者:参照《稳定性冠心病中西医结合康复治疗专家共识(2019)》《中国居民膳食指南科学研究报告(2021)》《糖代谢异

常与动脉粥样硬化性心血管疾病临床诊断和治疗指南(2021)》及《中国健康生活方式预防心血管代谢疾病指南(2020)》,建议饮食干预的原则为在保证营养状况的前提下,调整总能量的摄入,低糖饮食,增加膳食纤维摄入量,限制饱和脂肪酸、反式脂肪酸和乙醇的摄入。日常膳食中尽量多选择血糖生成指数(Glycemic Index,GI)和血糖负荷(glycemic load,GL)都低的食物,如四季豆、豆腐、柚子等;可以适当增加富含 ω-3 脂肪酸的食物,如鱼、菜籽油、橄榄油等;可以多吃蔬菜,但要注意种类、颜色多样和烹饪方式得当;可以适当食用水果,最好选择 GI 较低的水果,注意合理安排食用水果的时间,可选运动前、后或者两餐中间,每次食用水果的数量不宜过多,以免血糖升高。碳水化合物摄入以谷类为主、粗细搭配,注意添加糖的摄入量不应超过总能量的 10%。对于超重、肥胖个体,应将体重指数降至 $24kg/m^2$ 以下,或者体重降低 5% ~ 10%;对于消瘦个体,在控制血糖的前提下,应适当增加能量的摄入,达到并维持适宜体重。若患者长期服用二甲双胍控制血糖,应注意预防维生素 B_{12} 缺乏。目前尚不推荐食用含有复合维生素、矿物质、鱼油等成分的保健品来控制血糖。

(6)冠心病合并慢性肾脏病的患者:参照《稳定性冠心病中西医结合康复治疗专家共识(2019)》《中国居民膳食指南科学研究报告(2021)》及《中华人民共和国卫生行业标准 慢性肾脏病患者膳食指导》(WS/T 557—2017),建议严格控制蛋白质的摄入,可以将蛋类、大豆蛋白、奶类或各种肉类等优质蛋白质作为蛋白质的主要来源,通过小麦淀粉(或其他淀粉)代替普通米类、面类作为主食,来减少面类、米类等植物蛋白质的摄入,可选用甘薯、马铃薯、芋头、山药、藕、南瓜、荸荠、澄粉、粉条、菱角粉等富含淀粉的食物,也可选用低磷、低钾、低蛋白质的米类、面类食品替代普通主食。当患者磷代谢异常时,应谨慎食用动物肝脏、坚果类、干豆类及各种含磷的加工食品等。当患者钾代谢异常时,应慎选含钾较高的水果、绿叶蔬菜等。当患者能量摄入不足时,可在食物中增加部分碳水化合物及植物油,以满足所需能量。

(7)冠心病合并高尿酸血症或痛风的患者:参照《稳定性冠心病中西医结合康复治疗专家共识(2019)》《中国居民膳食指南科学研究报告(2021)》及《中华人民共和国卫生行业标准 高尿酸血症与痛风患者膳食指导》(WS/T

560—2017),建议平时禁止饮酒,注意低嘌呤饮食,避免食用动物内脏、贝类、牡蛎和龙虾等带甲壳的海产品及浓肉汤等。限制嘌呤含量较高的动物性食品,如羊肉、牛肉、猪肉等;限制食用含较多果糖、蔗糖的食品。建议食用脱脂或低脂乳品及其制品,每日300ml;食用足量的新鲜蔬菜,如冬瓜、洋葱、南瓜、芹菜、番茄等,每日达到500g或更多;根据身体状况保证充足饮水,若无水液代谢异常,每日饮水量至少2 000ml(注:限无心力衰竭患者)。

(二)体质辨食

中医饮食疗法以传统的中医理论为指导,通过研究食物的属性、烹饪方法等,结合中药材,最终达到保持身体健康、有效预防疾病,或促进病后康复,或减缓衰老、延年益寿的养生目的。《备急千金要方》提出:"安身之本,必资于食;救疾之速,必凭于药。不知食宜,不足以存生也。"说明人的安身之本在于饮食,药物是扶危救疾之需,日常需药食并济,"药食两攻,则病无逃矣"。《黄帝内经》中"五谷为养,五果为助,五畜为益,五菜为充"强调了不同性味的膳食不仅能提供能量,还有助于调整机体阴阳平衡。因此,在进行饮食疗养时,一定要遵循合理配膳的基本原则,结合患者的体质特点或中医证候类型,制定适宜的膳食方案,做到因人制宜。

1. **气虚质** 日常饮食应以性平偏温、健脾益气、营养丰富、易消化吸收的食物为宜。可选稀粥、小米、土豆、鸡蛋、鸡肉、香菇、泥鳅、白扁豆等,减少空心菜等耗气之物的摄入。

2. **湿热质** 日常饮食应以清淡的食物为宜。可选空心菜、绿豆、黄瓜等甘寒之品,减少油炸、辛辣等辛温助热食物的摄入。

3. **阴虚质** 日常饮食应以滋阴生津、甘凉润燥的食物为宜。可选绿豆、鸭肉、龟等,尽量少食用羊肉、韭菜、辣椒等性温燥烈之品。

4. **痰湿质** 日常饮食应以清淡为宜,尽量选择宣肺、健脾、通利三焦等具有祛湿化痰功效的食物。可选扁豆、赤小豆、薏米、蚕豆、冬瓜、海带等。《素问·奇病论篇》有"数食甘美而多肥也"的说法,即肥甘厚腻易聚湿生痰,故痰湿质者应注意避免过滋过补、肥甘厚腻。

5. **血瘀质** 日常饮食应选择具有活血化瘀、行气通络功效的食物为宜,但需注意调摄,防止耗伤津气,同时不宜食用寒凉收涩之品。可选生山楂、红糖、油菜、香菇、海带、胡萝卜等。

6. **阳虚质**　日常饮食以温补阳气为主,进食性味辛热的食物为宜,发挥散寒祛湿、活血通经的功效。可选牛肉、羊肉、韭菜、生姜、辣椒、香菜、胡椒、葱、龙眼、白酒等。注意不宜多食苦瓜、番茄、茭白、百合、藕、竹笋、空心菜、海带、紫菜、牛奶、梨、柿子、香蕉等擅清热、泻火、凉血、解毒的食物。

(三)药膳疗法

1. 心血瘀阻证

山楂丹参粥(《心脏疾病的饮食调养》)

组成:山楂 30g、丹参 30g、当归 10g、红花 6g、粳米 100g、红糖适量。

制法:用适量水将红花、当归、山楂、丹参煎成汁,去渣备用。将粳米洗净后放入砂锅中,加入药汁及适量清水熬至粥熟,最后加入适量红糖调味即可。

用法:每日 1 剂,分 2 次温服。

2. 痰浊痹阻证

(1)石菖蒲拌猪心(《医学正传》)

组成:猪心半个、陈皮 15g、石菖蒲 30g。

制法:将猪心洗净后去掉筋膜,挤干血水切成小块,与洗净的石菖蒲、陈皮一起置于炖盅内,加入适量开水、料酒、食盐、味精、姜片,文火炖至猪心熟烂即可。

用法:每日 1 剂,3 ～ 5 日为一个疗程。

(2)山楂荷叶薏米粥(《中国药膳精选》)

组成:鲜荷叶 50g、薏苡仁 50g、山楂 50g、葱白 30g、粳米 100g。

制法:将洗净的山楂、薏苡仁、荷叶、葱白水煎取汁去渣,将粳米洗净后置于砂锅内,加入药汁及适量清水熬至粥熟,最后加少许食盐调味。

用法:隔日 1 剂,分次温热食用。

3. 寒凝心脉证

(1)薤白粥(《普济方》)

组成:薤白 7 茎、葱白 4 茎、粳米 100g。

制法:将粳米洗净后置于砂锅内,加入洗净切碎的薤白、葱白,加适量清水熬为稀粥。

用法:每日 1 剂,分次温热食用。

(2)薤白羊肾粥(《圣济总录》)

组成:羊肾 1 只、薤白 7 茎、生姜 6g、粳米 100g。

制法:清洗羊肾,去除筋膜,切为小块。粳米洗净后加适量清水熬粥,待粥将熟时加入羊肾、薤白、生姜及适量食盐,稍煮搅匀。

用法:隔日 1 剂,分次空腹温热食用。

4. 阳气虚衰证

(1)桂心生姜粥(《中华临床药膳食疗学》)

组成:桂心 2g、生姜 2g、粳米 50g。

制法:将生姜洗净切片或拍碎,桂心洗净,一同放入锅中,加适量清水煎煮,取汁备用。将粳米洗净,加入药汁及适量清水煮至粥成。

用法:每日 1 剂,顿服。

(2)灵桂羊肉汤(《中国药膳辨证治疗学》)

组成:羊肉 100g、淫羊藿 10g、肉桂 10g。

制法:将淫羊藿、肉桂置于砂锅中水煎 2 次至 1 000ml 左右,取药液与切成条的羊肉置于锅中同煮,煮沸后加入姜、葱、食盐,煮至羊肉熟烂即可。

用法:药汤佐餐,食肉喝汤,隔日 1 剂。

5. 心肾阴虚证

(1)百合炖银耳(《李时珍药膳菜谱》)

组成:银耳 100g、百合 10g、冰糖 10g。

制法:用适量清水将银耳浸泡至发透,再用温水漂洗 2 ~ 3 次,去掉杂质、根蒂,控净水后再以开水浸泡去除土腥味,然后将银耳捞起控净水备用;清洗百合,撕去内膜;开水溶化冰糖并去除杂质;最后将银耳、百合置于容器内,倒入冰糖水,加盖蒸 2 小时至汤稠、银耳软糯即可。

用法:每日 1 剂,分 2 次空腹食用。

(2)五味枸杞饮(《摄生众妙方》)

组成:枸杞子 50g、醋制五味子 50g、适量白糖或冰糖。

制法:将捣碎的枸杞子与醋制五味子一同放入容器内,加入 1 500ml 沸水,盖紧盖子,浸泡 3 日后加入冰糖或白糖搅匀即可。

用法:隔日 1 剂,代茶饮。

6. 气阴两虚证

(1)人参茯苓麦冬粥(《常见病中医辨证食疗》)

组成:人参 15g、麦冬 30g、茯苓 20g、大米 50g、红糖适量。

制法:用适量清水将人参、茯苓、麦冬同煎,去渣取汁;粳米洗净,加入药液和适量清水煮至粥熟,调入红糖即可。

用法:每日 1 剂,分 2 次服用。

(2)猪心参芪汤(《中国药膳精选》)

组成:猪心 1 个、人参 10g、黄芪 10g、五味子 10g。

制法:用适量清水将洗净的黄芪、人参、五味子、猪心共炖,至肉熟烂即可。

用法:隔日 1 剂,佐餐食用。

7. 气滞血瘀证

(1)山楂红糖汤(《医学衷中参西录》)

组成:益母草 15g、山楂 15g、红糖适量。

制法:取山楂 10 枚,去核打碎,加清水与益母草共同煎煮约半小时后加入红糖,温热即可进食。

用法:每日 1 剂,分 2 次服用。

(2)核桃木耳粥(《食物疗法》)

组成:大米 100g、核桃仁 50g、黑木耳 10g、红枣 10g、冰糖适量。

制法:大米、黑木耳、核桃仁、红枣提前用水泡发。将大米、黑木耳、核桃仁、红枣煮熟烂后加入适量冰糖调味,冰糖溶化后即可食用。

用法:隔日 1 剂,佐餐食用。

第三节　中医心理疗法

　　心为五脏之一，"主血脉""主神明"为心的两大生理功能。"心主血脉"指心调控血液的生成、运行及脉道通利，心气推动血液行于脉道；"心主神明"则指心主宰五脏六腑、形体官窍等生命活动及精神、意识、思维等精神活动的功能，为各类生理功能、精神活动的概括统一。《素问·灵兰秘典论篇》云："心者，君主之官也，神明出焉。"《灵枢·邪客》云："心者，五脏六腑之大主也，精神之所舍也。"《素问·六节藏象论篇》云："心者，生之本，神之变也。"心为"君主之官""五脏六腑之大主""生之本"。心藏神既是主宰人体生命活动的广义之神，也包含了情感、意识、思维等狭义之神。心神调控、主宰着人体全身脏腑、形体官窍的生理活动，并维持精神、思维、意志等心理活动的正常运行。

　　"心主血脉"为"心主神明"的物质基础，"心主神明"生理功能的正常是心主血脉的保障。心神调控精神及五脏功能的正常活动，维持心血运行，影响"心主血脉"的生理功能。若心血虚弱，"心藏神明不足"则易使心神失养，形成心悸、惊恐等疾病，其生理与心理功能相互影响，一定意义上体现了中医的"形神一体观"。《灵枢·邪气脏腑病形》言："愁忧恐惧则伤心。"表明在心系疾病中，情志内伤易伤心神，引发体内气机紊乱、郁结，造成气血逆乱、阴阳不和，促进疾病的发展。

　　近年来，心血管病合并焦虑或抑郁患者日益增多，心理障碍严重影响了心血管病的治疗效果和预后，在心内科就诊的患者中，有30%左右的患者，经检查并无器质性心脏疾病，而是因焦虑、惊恐或抑郁出现"心脏病"的躯体症状。西医学中，心血管疾病与心理情志关系的相关研究可归类至"双心医学"。心血管病与精神心理因素之间的关系复杂，两者互为因果，相互影响，常常导致病情恶化。两者间包括双向作用，即心血管病症能影响人的精神心理状态，反之，心理障碍对心血管系统也存在影响。影响心血管系统的主要心理障碍是焦虑和抑郁。

"双心疾病"治疗与中医理论中情志对心系疾病的影响机制相通,其中的"形神一体观"更是强调了形体与精神情志的统一,与"双心疗法"中诊治心血管疾病及其心理疾病、追求身心健康和谐统一的目的不谋而合。故对心血管疾病患者的治疗应重视心理因素对疾病的影响,注重患者的心理健康治疗。治疗心血管疾病的同时追寻心理疗效,两者协调,达到"形神合一",才能实现身心健康。

目前,对于双心疾病的西医治疗仍以治疗心脏器质性疾病为主,以抗抑郁、抗焦虑药物为辅。而中医依据整体治疗、辨证论治,兼顾个体规律,具有便捷、经济、不良反应较少等特点,对于调畅情志,调节五脏六腑及精神情志的统一进而促进心系疾病治疗具有积极作用。基于中医"形神一体"观念,中医心理治疗在改善冠心病患者心理障碍、稳定情志中发挥了重要作用。

一、中医心理疗法基本原则

中医通过长期的经验积累和总结意识到心理疗法对疾病治疗的重要性。中医心理疗法又称为"意疗"或"心疗",《辽史·方技传》载:"心有蓄热,非药石所及,当以意疗。"其起源可追溯至《山海经》的巫医祝由术,其记载散见于各种典籍中,被诸多医家应用并广传于民间。《素问·汤液醪醴论篇》载:"精神不进,志意不治,故病不可愈。"《青囊秘录》载:"善医者,必先医疗其心,而后医其身。"均表明心理疗法对疾病治疗的重要性。中医心理治疗的依据源于中医基础理论,可总结为以下原则:

(一)调和阴阳

阴阳学说为中医基础学说之一,阴阳的平衡协调维持人体功能的正常运转。疾病的发生可在一定角度下理解为阴与阳的失衡,常常表现为阴阳的盛衰偏颇。精神情志问题的发生亦受阴阳失衡的影响,如《素问·生气通天论篇》云:"阴不胜其阳,则脉流薄疾,并乃狂。"维持阴阳平衡对于情志调和的意义重大,维持阴阳平衡是精神调和的保障,即"阴平阳秘,精神乃治"。

(二)调和气血

"心主神明"的生理基础为"心主血脉",而"心主血脉"功能的正常运行需要气与血的运行调和。气、血是人体生理活动的物质基础,气可生血、行血、摄血,血可养气、载气,两者相互依存。血虚衰则易造成心悸、失眠等疾病,血瘀易阻滞脉络发为癫狂,影响神志活动。气与血的正常运行是精神活动正常的生理保障。

(三)疏导情志

"三因学说"认为,情志是重要的致病因素,对五脏影响明显。《三因极一病证方论》云:"七情为人之常,动之则先自脏腑郁发,外形于肢体,为内所因。"情志致病的主要病机为体内气机升降失调,情志失调造成的气机逆乱促进疾病的发展。情志失衡导致的气机失调可造成阴阳失衡,正虚邪侵,最终造成脏腑功能失常。由此可知情志疏导及调理气机是治疗相关疾病的关键。

二、心理疾病中医具体治疗方法

个体的体质是基于先天禀赋及后天基础,在形态结构、生理功能及代谢、心理性格方面的综合统一,展现着生命活动的差异性,不同人群可在特定条件下形成体质差异,而不同体质的人亦可展现不同的性格,体现了中医"形神一体"观念。在冠心病的防治中,应正确辨识患者体质,认知不同体质常见的性格特征,运用合适的方法调整情志变化,达到形神和谐统一。常见的具体治疗方法如下:

(一)情志相胜法

情志相胜法又称五志相胜法,以五行学说为基本理论,运用一种或多种情绪对应消极情绪。此法起源于《黄帝内经》,"七情"即喜、怒、忧、思、悲、恐、惊,归类为怒、喜、思、悲、恐"五志",五志对应五行,遵循相生相克原则,即金克木、木克土、土克水、水克火、火克金。情志相胜法运用"五志生克制化"原理,对不良情志进行辨证分析,以"恐胜喜、喜胜忧、忧胜怒、怒胜思、思胜恐"的五志相胜为原则,采用适宜的情志方式纠正另一种过胜情志。《丹溪心法》有"怒伤以忧胜之,以恐解之;喜伤以恐胜之,以怒释之;恐伤以思胜之,以忧解之,惊伤以忧胜之,以恐解之,悲伤以喜胜之,以怒解之"的观点,此法一般用于情志偏盛的疾病,并作为主要手段。心理学家认为情志可影响、调节人体的阴阳变化、气血运行,运用不同情志特点,以情志之偏纠正阴阳气血之偏差,可促使机体达到阴阳平衡、协调。

(二)顺情从欲法

"顺情"为中医心理治疗、保健养生的重要手段。《医门补要·人忽反常》中有"凡七情之喜惧爱憎,迨乎居室衣服,饮食玩好,皆与平昔迥乎相反者,殆非祸兆,即是病机。他人只可迎其意而婉然劝解,勿可再拂其性而使更剧也"的说法,表明需在治疗疾病时告知患者利弊,顺其情志,排其苦闷,方可取得最佳疗效。从欲法与心理疗法中的支持疗法相类似,均为顺从患者的意志、欲望,满足患者心中所想、心中所需,使患者由压抑情绪中摆脱,放松心情。顺情从欲法包括心理反佐法、倾听法、支持法。其中,心理反佐法指在某些方面顺从患者意愿,进而因势利导,逐渐深入,是在主导心理治疗中起辅助作用的疗法;倾听法及支持法指倾听患者所想,支持患者所言所行,排泄烦闷情绪,使患者获得心理肯定及满足的疗法。顺情从欲法主张顺其道、从其志,但在一定程度上难以实现,需把握其中的度与规律,诱导患者情志,深入患者心理,最终解决心理问题。

(三)开导解惑法

开导解惑法指医生积极主动与患者交流沟通,使患者了解自身发病原因、性质、危害、病情程度,以正确地认识疾病,解除疑虑,端正心态,进而积极配合医务人员进行治疗的一种心理疗法。《素问·移精变气论篇》云:"古之治病,惟其移精变气,可祝由而已。"其与古代"祝由"疗法相通,即解释发病缘由,以转移患者焦虑不安情绪,以言语开导减轻压力、转移注意力的心理疗法。《灵枢·师传》云:"人之情,莫不恶死而乐生。告之以其败,语之以其善,导之以其所便,开之以其所苦。虽有无道之人,恶有不听者乎?"详细阐明了此法的治疗准要。其中"告"指向患者解释疾病性质及病情轻重,说明其原因、危害,树立患者对疾病的正确态度;"语"指告知患者积极与医者配合,引导患者树立恢复健康的信心;"导"指告知患者治疗及日常调养的具体措施,嘱患者与医者配合;"开"指开导患者心理情绪,减轻甚至消除其紧张、焦虑、恐惧心理。

(四)移情易性法

移情易性法即通过相应措施分散患者注意力,消除内心杂念及烦闷,改变其认知、情绪的方法,又称"移精变气法",来源于《素问·移精变气论篇》,通过转移患者的精神改变脏腑气机紊乱的状态,进而治疗疾病。情志可使疾病恶化或延缓疾病进展,此法可根据患者的兴趣爱好分散患者对疾病的注意力,达到减轻压力、舒缓情绪的目的。

移情易性法可概括为精神转移及精神导引。精神转移即将精神、注意力从患者的忧思焦点上转移,消除对思虑焦点的过分关注,减轻心理压力,可通过增加日常乐趣、培养兴趣爱好等实现,或脱离原有特殊环境,减少"触景生情"等心理活动。精神导引指通过运动进行自身意念控制,并在此基础上调节身体呼吸、运动,进而疏通经络,调畅气血,达到强身健体、祛除病痛的目的。

(五)宁神静志法

宁神静志法指通过静坐、静立或静卧,以及自我调节控制等方式,消除自身杂念,解除忧思,平静内心的一种治疗方法。《素问·上古天真论篇》载:"无恚嗔之心……外不劳形于事,内无思想之患,以恬愉为务,以自得为功,形体不敝,精神不散,亦可以百数。"说明了安宁平和、精神内守的心理疗法对于人体生命健康的积极意义。此法一可强壮正气,防止疾病发生;二可提高抵抗疾病的能力,治疗疾病。在宁神静志的同时也应顺应自然气候的变化,达到"天人相应"的境界。欲达到宁神静志,可通过禅修、内观等运动实现。

第四节　音乐疗法

中医五音疗法是一类将中医五行与传统音律结合起来的中医传统音乐疗法,最早见于《黄帝内经》。《灵枢·邪客》言:"天有五音,人有五脏;天有六律,人有六腑。"五音者,即角、徵、宫、商、羽;五脏者,即肝、心、脾、肺、肾。肝属木,在音为角,在志为怒;心属火,在音为徵,在志为喜;脾属土,在音为宫,在志为思;肺属金,在音为商,在志为忧;肾属水,在音为羽,在志为恐。音乐可发挥疏通经络、调畅身心、调养人体的功效,身心得到调理,治疗疾病的目的就容易达到。五音呼应着四季、方位、性情、政事、五志、五声,不同的音律亦可影响相应脏腑。相关研究表明,在心系疾病的治疗中,音乐疗法能改善冠心病患者的心绞痛症状,减轻焦虑,并对理化指标的下降有积极的影响。

冠心病属中医学"胸痹"范畴,属心系疾病,根据角、徵、宫、商、羽和肝、心、脾、肺、肾五脏的对应原则,心的音节对应为徵音。《灵枢·邪客》载:"心应徵,其声雄以明。"《史记·乐书》载:"徵动心而正礼。"说明徵音作用于五脏之"心",并对心系疾病有一定的治疗效果。徵音音调具有积极向上、活泼欢快、热烈等阳性特征,有助于振奋心阳,疏通心脉,调畅气机,缓解胸闷心慌、失眠烦躁等症状。徵音的最佳曲目为《紫竹调》,其次可选取《喜洋洋》《花好月圆》等,并选用琴、筝等丝弦乐。依据子午流注规律,聆听徵音曲目的最佳时间为亥时。因中医五音疗法同样基于中医传统理论,当患者合并其他脏腑病时,可依照中医"君臣佐使"或"正治""反治"理论,适当添加其他脏腑的音节辅以治疗,或根据"实则泻其子,虚则补其母"的原则佐以辨证,选用合适曲目。

《灵枢·通天》中按照阴阳的多少将体质分为 5 种类型,即五态人:太阴之人、少阴之人、太阳之人、少阳之人、阴阳平和之人。太阳之人对应火形人相,少阳之人对应木形人相,阴阳平和之人对应土形人相,太阴之人对应水形人相,少阴之人对应金形人相。根据个体的体质因素,可相对地辨质选乐,并依据五行及五音相对应的关系进行补泄。同属性则同气相求,达补虚疗效:木形人选取角调乐曲,火形人选取徵调乐曲,土形人选取宫调乐曲,金形人选取商调乐曲,水形人选取羽调乐曲。应依据实际病情选取合适曲目(表5-1)。

表 5-1 选乐

	土乐	金乐	木乐	火乐	水乐
主音	宫音(Do)	商音(Re)	角音(Mi)	徵音(So)	羽音(La)

	土乐	金乐	木乐	火乐	水乐
调式	宫调,宫调式乐曲	商调,商调式乐曲	角调,角调式乐曲	徵调,徵调式乐曲	羽调,羽调式乐曲
五行	长夏音,五行属土	秋音,五行属金	春音,五行属木	夏音,五行属火	冬音,五行属水
五脏	通于脾	通于肺	通于肝	通于心	通于肾
五志	思	悲	怒	喜	恐
对气机的作用	促进全身气机的稳定,调节脾胃之气的升降	促进全身气机的内收,调节肺气的宣发和肃降	促进全身气机的上升、宣发和展放	促进全身气机的升提	促进全身气机的潜降
主要作用脏腑	中医脾胃功能系统	中医肺功能系统	中医肝胆功能系统	中医心功能系统	中医肾与膀胱功能系统
主要功效	养脾健胃、补肺利肾、泻心火	养阴保肺、补肾利肝	调节肝胆疏泄、疏肝解郁	养阳助心、振作精神	养阴、保肾藏精、助肝阴、泄心火、安神助眠
适用证候	脾胃虚弱,饮食不化、恶心呕吐、消瘦乏力、神衰失眠等	肺气不足,自汗盗汗、咳嗽气短、头晕目眩、悲伤不能自控等	肝气郁结,胁胀胸闷、食欲不振、性欲低下、月经不调、胆小易惊、心情郁闷等	心脾两虚,神疲力衰、心悸怔忡、胸闷气短、情绪低落、形寒肢冷等	虚火上炎,心烦意躁、失眠多梦、腰膝酸软、性欲低下、肾不藏精、小便不利等
曲调特点	典雅、柔和、流畅、敦厚庄重,犹如大地蕴含万物,辽阔宽厚	高亢、悲壮、铿锵有力、雄伟	舒展、悠扬、深远,高而不亢、低而不庸,春意盎然、生机勃勃	轻松活泼、欢快,旋律热烈,如火焰跃动、热力四射	清幽柔和、苍凉柔润,清澈光彩,如天垂晶幕,行云流水

续表

	土乐	金乐	木乐	火乐	水乐
代表曲目	月儿高、春江花月夜、平湖秋月、塞上曲、月光奏鸣曲、十面埋伏等	将军令、黄河、阳春白雪、金蛇狂舞等	姑苏行、鹧鸪飞、春风得意、胡笳十八拍、江南丝竹乐、江南好等	喜洋洋、步步高、紫竹调、喜相逢、山居吟、文王操	船歌、梁祝、二泉映月、梅花三弄、汉宫秋月、平沙落雁

音乐疗法的具体操作：

1. **操作前准备**　开始前切勿剧烈运动，保持平静呼吸，放松心情，注意排空大小便。

2. **环境准备**　保持室内空气清新，温、湿度适宜，灯光柔和，周围安静。

3. **进入状态**　选取舒适体位，如坐位或卧位，放空内心，做到心无杂念，促使患者尽快进入安静状态，以达到最好的治疗效果。根据患者的病变特点和个人喜好选取音乐，戴上耳机，调节音量，闭上双眼，享受音乐，结束后继续休息 10 ~ 15 分钟，然后慢慢睁开双眼。每日收听音乐 2 次，每次不少于 30 分钟，中途切勿中断治疗。

第五节　茶疗

茶疗是一项以中国传统茶学理论为基础，以中医药理论为指导，历史悠久的中医治疗、康复方法。茶疗疗病养生之效记载于我国众多古籍中，最早可追溯至"神农尝百草"，《淮南子》中载："神农尝百草，日遇七十二毒，得茶而解之。"说明早在神农时期便知晓茶的治疗功效。随着长期的实践与发展，人们对茶的药用价值的认知趋于全面。陆羽《茶经》云："茶之为用，味至寒，为饮最宜。精行俭德之人，若热渴、凝闷、脑疼、目涩、四肢烦、百节不舒，聊四五啜，与醍醐、甘露抗衡也。"随着茶疗的发展,方剂经典著作《太平惠民和剂局方》中出现了药茶专篇,李时珍在《本草纲目》中更是对茶进行了系统性总结:"茶苦而寒,阴中之阴,沉也,降也,最能降火。火为百病,火降则上清矣。然火有五,有虚实。温饮茶则火因寒气而下降,热饮则茶借火气而升散,茶亦兼有解酒食毒之功效,使人神思爽,不昏不睡,此茶之功也……"

茶疗基于采茶相关的技术及方法实现对个体身体及疾病的调节,具有简便易服、疗效理想、价格低廉、安全等优点。此外,传统茶学文化中的"茶道精神"可作为一类精神调摄方法,运用于身心疾病的治疗。品茶的过程不仅指对茶的饮用,更是在品茶的行为仪式中体会茶道,感受沏茶、交谈中深厚的文化氛围,使内心安宁,进而调整阴阳,平和气血。"身"与"心"互为疾病的因果,在心脏疾病的治疗中与"双心学说"相通,可作为冠心病的防治要点及疾病康复切入点。

通过辨别茶冲、煮、温泡后汤水颜色的变化及茶叶的加工方法、性质、香气等对其进行分类,在身心疾病的治疗中,根据传统医学中"五色入五脏"的理论选择茶叶。青色属肝,即绿茶归于肝经及肝脏;赤色属于心,即红茶归于心经及心脏;黑色属肾,即黑茶归于肾经及肾脏;白色属于肺,即白茶归于肺经及肺脏;黄色属于脾,即黄茶归于脾经及脾脏。

一、绿茶

绿茶性寒,味酸,入肝经,可疏肝理气。绿茶在浸泡的过程中茶色淡青。绿茶宜在气候温热时温服,具有清热消暑止渴的功效,适合阴虚质、湿热质、特禀质之人及心烦气躁人群。绿茶功效之多,作用之广,是其他饮品无法替代的。

(一)龙井

龙井属于炒青绿茶,早在唐代陆羽《茶经》中就有记载,以"色翠,香郁,味甘,形美"四绝著称于世,素有"国茶"之称。成品茶形似碗钉,光扁平直,色翠略黄呈"糙米色",滋味甘鲜醇和,香气优雅高清,汤色碧绿清莹,叶底细嫩成朵,一旗一枪,交错相映,大有赏心悦目之享受。

(二)毛峰

毛峰属烘青绿茶,始创于清代光绪年间,其形似雀舌,匀齐壮实,峰毫显露,色如象牙,鱼叶金黄,香气清香高长,汤色清澈明亮,滋味鲜醇回甘,叶底嫩黄成朵。"黄金片"和"象牙色"是黄山毛峰的两大特征。

(三)猴魁

猴魁为尖茶之极品,久享盛名,始创于清朝末年。太平猴魁是两叶抱一芽,平扁挺直,自然舒展,白毫隐伏,有"猴魁两头尖,不散不翘不卷边"之称。叶色苍绿匀润,叶脉绿中隐红,俗称"红丝线"。茶香高爽,滋味甘醇,香味有独特的"猴韵"。

(四)碧螺春

碧螺春创制于明朝,其条索纤细,卷曲成螺,满身披毫,银白翠隐,香气浓郁,滋味鲜醇甘厚,汤色碧绿清澈,叶底嫩绿明亮,有"一嫩(芽叶嫩)三鲜(色,香,味)"之称,是我国名茶中的珍品,以"形美,色艳,香浓,味醇"而闻名中外。

(五)毛尖

毛尖创制于清朝末年,其条索细紧圆直,色泽翠绿,白毫显露;汤色清绿明亮,香气鲜高,滋味鲜醇;叶底芽壮,嫩绿匀整。素以"色翠,味鲜,香高"著称。

(六)玉露

成品茶色泽苍翠绿润,形似松针;汤色嫩绿明亮,如玉如露,香气淡雅清醇,滋味醇和爽口,回味甘甜;叶底平伏完整,嫩绿明亮柔软,具有明显的"色绿,汤绿,叶绿"三绿特点。

(七)白玉仙茶

入口绵滑,初感涩涩,数秒后甜润之感由舌根萌发,回味无穷;汤色黄绿明亮,麦香醇厚;叶底碧绿匀齐,兼具安神、助睡眠、降血压等作用,堪称茶中新贵。

二、红茶

红茶较绿茶性温,经清水浸泡后呈鲜亮红色,甚者深红色。红茶归于心,具有舒畅心气、温通心脉的作用,适合痰湿质、血瘀质、气虚质、气郁质人群。

红茶的种类较多,产地较广,按照其加工的方法与出品的茶形,主要可以分为三大类:工夫红茶、小种红茶和红碎茶。

(一)工夫红茶

工夫红茶是中国特有的红茶,如祁门工夫、滇红工夫等。祁门工夫红茶是我国传统工夫红茶的珍品,有百余年生产历史。祁红工夫茶条索紧秀,锋苗好,色泽乌黑泛灰光,俗称"宝光",内质香气浓郁高长,似蜜糖香,又蕴藏有兰花香,汤色红艳,滋味醇厚,回味隽永,叶底嫩软红亮。滇红工夫红茶属大叶种类型的工夫茶,是我国工夫红茶的后起之秀,以外形肥硕紧实、金毫显露和香高味浓的品质而独树一帜。

(二)小种红茶

小种红茶有正山小种和外山小种之分。正山小种产于 1 000m 以上的高山,外山小种则可分为东方口味和欧洲口味,东方口味讲究的是松烟香、龙眼汤,欧洲口味的松香味则更浓郁,比较适合配熏鱼和熏肉。外山小种大多是低山茶叶,桐木关以外所产的小种红茶被称为外山小种。

(三)红碎茶

红碎茶是一种碎片或颗粒茶叶,汤色鲜红,香气鲜浓,滋味醇厚,富有收敛性。通过机器加工的红碎茶即成国际 CTC 红茶,这种茶最适合做调味茶、冰红茶和奶茶。

三、黑茶

根据制作手段的不同,黑茶可分为生茶和熟茶。生茶与绿茶性相近,具有清热消暑止渴之功;熟茶与红茶性相近,具有祛湿化痰、益气活血解郁功效。黑茶是我国特有的一种茶类,属于后发酵茶。生产历史悠久,按产地可分为湖南安化黑茶、四川藏茶、广西六堡茶、湖北老青茶和陕西茯茶。

(一)湖南安化黑茶

顾名思义,这种茶产于湖南安化。茶产品有轻微的松烟香气。

(二)四川藏茶

该茶属全发酵茶,品种较多,主要有金尖、康砖、金仓、金玉、雅西、毛尖等。

（三）广西六堡茶

该茶产于广西壮族自治区苍梧县六堡乡,叶子的基部是铜棕色的。

（四）湖北老青茶

这种茶最早产于羊楼洞,被称为"老绿茶",后来为了运输方便,将其压成砖形,改名为"青砖茶"。

（五）陕西茯茶

该茶产于陕西省泾阳县,原为散茶,后因运输问题加工成茯砖茶。其茶体紧实,色泽深褐油润,金花繁茂,滋味甘甜。

湖南安化黑茶是所有茶叶中最原始、最简单的,大多用竹篾、棕榈叶、疏叶、木箱、牛皮纸等天然材料包装,体现茶与自然的和谐之美。

四、白茶

白茶性偏于凉但不及绿茶寒凉,入肺且归肺经,具有养阴润肺柔肝的功效,可缓解肝阴虚引起的眼睛干痒,或肺阴虚引起的咽干口渴,以及肝胆湿热引起的皮肤黏腻瘙痒等症状,适合阴虚质、湿热质人群。主要的品种有新工艺白茶、白毫银针、寿眉、白牡丹四种。

（一）新工艺白茶

新工艺白茶是相对于传统工艺白茶所衍生出来的新品种,是按白茶加工工艺在萎凋后加以轻揉制成的,受到不少茶客的欢迎。

（二）白毫银针

白毫银针简称为银针,色如白银,外形似针,含有丰富的氨基酸,具有解酒醒酒、清热润肺、提神醒脑等功效。

（三）寿眉

寿眉也被称作贡眉,是由短小芽片和大白茶片叶制成的一种白茶。寿眉叶张稍肥嫩,芽叶连枝,无老梗,叶整卷如眉,香气清纯。

（四）白牡丹

在白茶品种里,白牡丹是一款不仅名字美,而且香气十分惊艳的茶。因其绿叶夹银白色毫心,形似花朵,冲泡后绿叶托着嫩芽,宛如蓓蕾初放,故得美名。此外,常饮白牡丹茶,有退热、祛暑之功效,为夏日佳饮。

五、黄茶

黄茶味甘,入脾经,故可消食化滞,对脾胃最有好处,消化不良、食欲不振、懒动肥胖均可饮而化之。因后天之本生化不断,则先天之本滋养有源,故滋后天以养先天,使先天之精气足,则心脉通畅,有助于心系疾病的调护。适用于阴虚质人群。按茶青的嫩度和芽叶尺寸,可将黄茶分成黄芽茶、黄小茶、黄大茶三类。

(一)黄芽茶

黄芽茶的原料细嫩,采摘单芽或一芽一叶加工而成。黄芽茶中的名茶有湖南岳阳洞庭湖的君山银针、四川雅安的蒙顶黄芽及安徽霍山的霍山黄芽。

1. **君山银针** 是黄芽茶之绝品,其成品茶外形苗壮挺直,重实匀齐,银毫披露,芽身金黄明亮,内质毫香细嫩,茶汤颜色杏黄澄澈,味道醇厚鲜香。

2. **霍山黄芽** 亦属黄芽茶的佳品。霍山茶的制造独具特色,从唐朝起即有制造,明代时即是皇宫供品。霍山黄芽的特点:①茶形细嫩多亮,形如雀尖;②茶色嫩黄;③香气栗香;④汤色黄绿清明;⑤茶味醇厚有回甘;⑥叶底黄亮嫩匀厚实。

3. **蒙顶黄芽** 产于四川省雅安市蒙顶山。蒙顶山产茶的历史十分久远,自唐代至明代,蒙顶茶全是知名的贡茶。每一年的春分时节开始采制蒙顶黄茶,挑选肥硕的芽尖一芽一叶初展,经茶叶杀青、处包、复炒等八道工艺流程做成。

(二)黄小茶

采摘细嫩芽叶生产加工而成。主要包含北港毛尖、沩山白毛尖、远安鹿苑、皖西黄小茶、平阳黄汤。

(三)黄大茶

以一芽二三叶甚至一芽四五叶为原料生产加工制作而成。主要包含安徽霍山的"霍山黄大茶"和广东韶关、肇庆、湛江等地的"大叶青"。

在冠心病心脏康复的过程中,应基于不同体质及证型人群选择不同的茶疗方式,使用不同的药物、茶叶、饮茶方式等,发挥茶疗功效。

第六节　中医导引

一、八段锦

八段锦起源于北宋,至今有 800 余年历史,是综合了古代哲学和养生理论,以身心健康为核心的导引养生运动方法,是遵循阴阳五行学说、在阴阳五行学说的基础上产生并发展起来的中医治疗方法。其动作编排精致,八种动作依次连贯,简单易学,功法姿态优美、流畅,有"柔和缓慢,圆活连贯;松紧结合,动静相兼,神与形合,气寓其中"的特点。八段锦属于中小强度的有氧运动,对个人的身体素质要求较低,动作简单易学,功效显著,方便锻炼,适合各年龄阶段人群。大量研究表明,八段锦应用于冠心病患者后期的心脏康复,能有效降低患者血压,提高左室射血分数及每搏输出量,缓解包括焦虑及抑郁在内的心理问题,显著改善患者躯体活动受限程度、心绞痛稳定程度及疾病主观感受,有效改善患者生理功能。

现代医学应用于冠心病心脏康复的八段锦主要包括站式八段锦和改良式八段锦,两者作用机制基本一致,以下逐一详细论述。

(一)站式八段锦

【口诀】

双手托天理三焦,左右开弓似射雕。调理脾胃须单举,五劳七伤往后瞧。摇头摆尾去心火,两手攀足固肾腰。攒拳怒目增气力,背后七颠百病消。

【步骤】

◇ 第一式:双手托天理三焦

自然站立,两足平开,与肩同宽,含胸收腹,腰脊放松。正头平视,口齿轻闭,宁神调息,气沉丹田。双手自体侧缓缓举至头顶,转掌心向上,用力向上托举,足跟亦随双手的托举而起落(图 5-1)。托举 6 次后双手转掌心向下,沿体前缓缓按至小腹,还原。

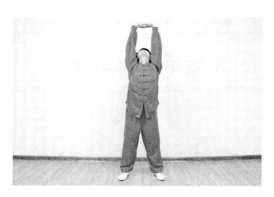

图 5-1　双手托天理三焦

◇ 第二式：左右开弓似射雕

自然站立，左脚向左侧横开一步，下蹲成骑马步，双手虚握于两髋之外侧，随后自胸前向上画弧提于与乳平高处。右手向右拉至与右乳平高，与乳相距两拳许，意如拉紧弓弦，开弓如满月；左手捏箭诀，向左侧伸出，顺势转头向左，视线通过左手示指凝视远方，意如弓箭在手，伺机而射（图 5-2）。稍作停顿，随即将身体上起，顺势两手向下画弧收回胸前，同时收回左腿，还原自然站立姿势。此为左式，右式反之。左右轮流练习 6 次。

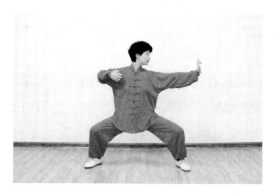

图 5-2　左右开弓似射雕

◇ 第三式：调理脾胃须单举

自然站立，左手缓缓自体侧上举至头，翻转掌心向上，并向左外方用力举托,同时右手下按附应(图 5-3)。举按数次后,左手沿体前缓缓下落,还原至体侧。右手举按动作同左手,唯方向相反。

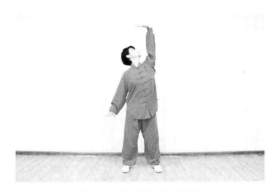

图 5-3　调理脾胃须单举

◇ **第四式:五劳七伤往后瞧**

　　两腿徐缓挺膝伸直,同时两臂伸直,掌心向后,指尖向下,目视前方。然后两臂充分外旋,掌心向外,头向左后转,动作略停,目视左斜后方(图 5-4)。接着,松腰沉髋,身体重心缓缓下降,两腿膝关节微屈,同时两臂内旋按于髋旁,掌心向上,指尖向前,目视前方。右式动作与左式相同,唯方向相反。

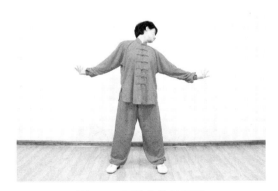

图 5-4　五劳七伤往后瞧

◇ **第五式:摇头摆尾去心火**

　　两足横开,双膝屈曲,下蹲成"骑马步"。躯干正直,稍向前探,两目平视,双手反按在腰胯上,双肘外撑。以腰为轴,头脊要正,躯干画弧摇转至左前方,左臂弯曲,右臂绷直,肘臂外撑,臀部向右下方撑劲,目视右足尖(图5-5)。稍停顿后,向相反方向画弧摇至右前方。反复6次。

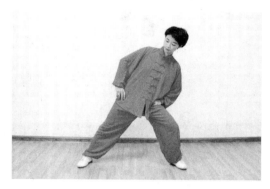

图5-5　摇头摆尾去心火

◇ 第六式:两手攀足固肾腰

自然站立,两腿分开,与肩同宽。双手稍提起,放在腰臀部,吸气时上身向前俯,眼睛尽量看着前方,同时双手从腰臀部沿大腿后侧一直向下滑,尽量触及脚后跟,双腿保持绷直,膝关节不能屈曲。随后上身慢慢挺直,同时双手沿大腿外侧上移,慢慢呼气,恢复直立体位。双手稍提起,手掌扶于双肾区,上身尽量向后仰,吸气。仰至极限时慢慢直立上身,恢复自然站立体位,呼气,双手放回大腿外侧,从腿外侧滑至脚背上(图5-6)。

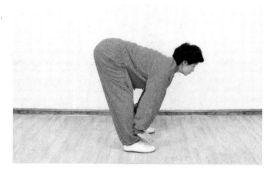

图5-6　两手攀足固肾腰

◇ 第七式:攒拳怒目增气力

身体重心左移,左脚向左迈开半步,两腿缓慢屈膝半蹲呈马步,同时两手握拳,抱于腰侧,拳心朝内,双眼看向前方。左拳缓慢用力向前冲出,与肩同高,拳心向内,瞪目视左拳(图5-7)。左手五指伸开成掌,掌心朝内,双眼看左手掌。左手向外旋转,至掌心朝上时握拳,肘关节放松微屈,收拳至腰部两侧。接练右拳。身体重心向右移动,左脚向右收回至两脚并步站立,躯体呈直立状态;同时,双手手指伸直成掌,自然放松垂于躯体两侧。

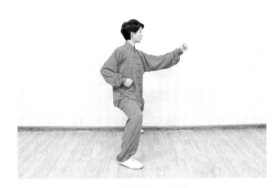

图5-7　攒拳怒目增气力

◇ 第八式:背后七颠百病消

两足并拢,两腿直立,身体放松,两手臂自然下垂,手指并拢,掌指向前。顺势将两脚跟向上提起,稍作停顿,随即两脚跟下落着地(图5-8)。反复练习6次。

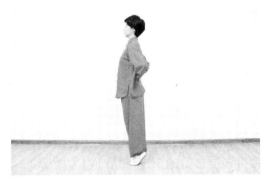

图5-8　背后七颠百病消

(二)改良式八段锦

改良式八段锦健身功法由站式八段锦前四式组成,口诀为"双手托天理三焦,左右开弓似射雕,调理脾胃须单举,五劳七伤往后瞧",练习过程中要注意调节气息,动作与呼吸相配合。

改良式八段锦的具体步骤功理与作用如下:

第一式通过两手交叉上托,缓缓用力,保持抻拉姿势,使气血调和、三焦通畅;而气血调和则可以使心血充足、心气充沛;心血足则能濡养心脏,心气充沛则可使心脏搏动有力,脉管舒缩有度,血运通畅。

第二式通过展肩扩胸刺激手三阳三阴经、督脉和背部腧穴等,调节手太阴肺经等经脉之气;而肺朝百脉,通过调节肺经的经脉之气有助于进一步调节全身气机,从而促进血液运行,对心脏康复有独特的作用。

第三式通过左右上肢一紧一松的上下静力牵张,可以牵拉腹腔,对肝、胆、脾、胃起到按摩作用,同时可以刺激位于胸胁部、腹部的相关经络,以及背部腧穴等,达到调理脾胃(肝胆)和脏腑经络的作用;而脾主统血,肝主疏泄、藏血,通过调理肝、胆、脾的作用调节心脏血量和促进血液运行,对心脏康复也有促进作用。

第四式通过上肢伸直外旋扭转的静力牵张作用,扩张牵拉腹腔、胸腔内的脏腑,如心脏等。

二、太极拳

太极拳是中国优秀文化的载体,极具中国传统养生功法特色,尽管在诞生之初具备武术技击、养生的多重属性,但伴随着太极拳文化属性的演变,其蕴含的养生文化逐渐受到重视,近些年更是逐渐应用于心脏康复。有研究表明,太极拳能够有效改善冠心病患者神经系统、心血管系统的功能,改善微循环状态,并可改善冠心病患者的负面情绪,提高生活质量和患者康复运动的依从性,对患者的心理健康具有良好的改善作用。由此可见,太极拳适合冠心病患者的心脏康复,患者可根据自身的情况酌情练习太极拳。

练习太极拳的要点:

1. **心静体松**　在操练太极拳的过程中,要去除思想杂念,无欲无求,让全身肌肉、关节及内脏达到最大程度的放松状态。

2. **圆活连贯**　肢体动作之间要保持连贯,做到衔接而不脱节,这是对柔韧性及协调性的要求和训练。

3. **呼吸自然**　不要过分注意呼吸节律或刻意调节呼吸节奏,做到呼吸匀细、自然,徐徐吞吐,与动作自然配合即可。

在心脏康复中,太极拳的难度稍高,适用于有一定学习能力且无明显膝关节疾病的患者。推荐太极拳运动每日 1 次,可在有氧运动之后进行,强度以自感劳累分级 11 ~ 13 分为宜。

太极拳的步骤依次为:起势,野马分鬃,白鹤亮翅,左右搂膝拗步,手挥琵琶,左右倒卷肱,左揽雀尾,右揽雀尾,单鞭,云手,单鞭,高探马,右蹬脚,双峰贯耳,转身左蹬脚,左下式独立,右下式独立,左右穿梭,海底针,闪通臂,转身搬拦捶,如封似闭,十字手,收势(图 5-9 ~图 5-32)。

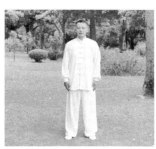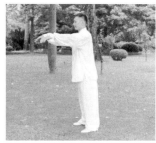

图 5-9　起势

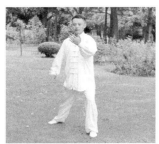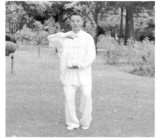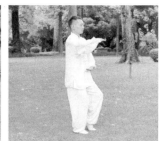

图 5-10　野马分鬃

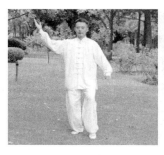 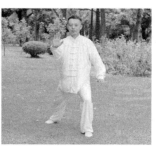

图 5-11　白鹤亮翅　　　　图 5-12　左右搂膝拗步

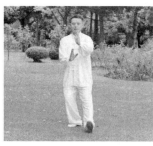 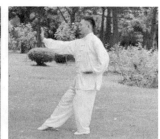

图 5-13　手挥琵琶　　　　图 5-14　左右倒卷肱

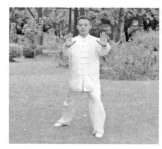 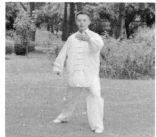 （图 5-15 组第三张）

图 5-15　左揽雀尾

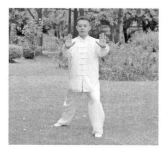 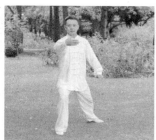 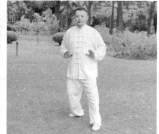

图 5-16　右揽雀尾

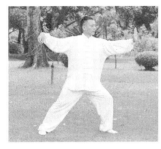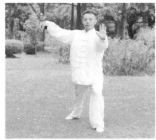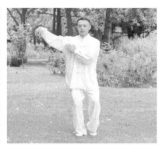

图 5-17　单鞭

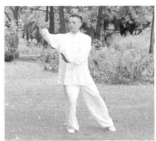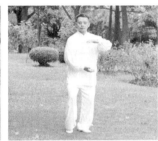

图 5-18　云手

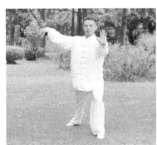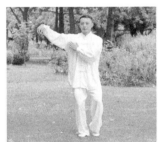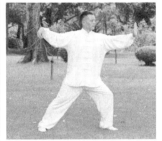

图 5-19　单鞭

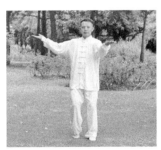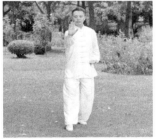

图 5-20　高探马

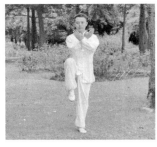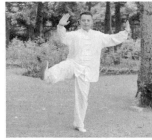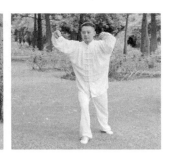

图 5-21　右蹬脚　　　　　　　　　图 5-22　双峰贯耳

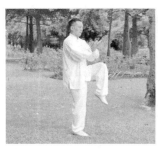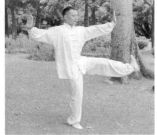

图 5-23　转身左蹬脚

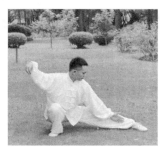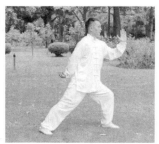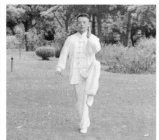

图 5-24　左下式独立

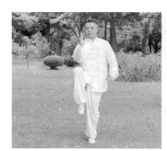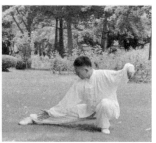

图 5-25　右下式独立

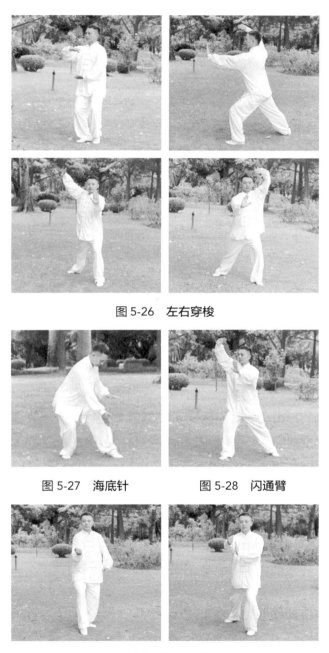

图 5-26　左右穿梭

图 5-27　海底针　　　　　图 5-28　闪通臂

图 5-29　转身搬拦捶

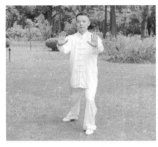
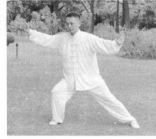
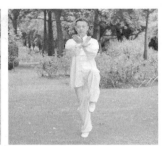

图 5-30　如封似闭　　　　　　图 5-31　十字手

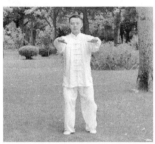
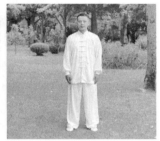

图 5-32　收势

三、六字诀

　　六字诀是我国南北朝时期流传下来,主要通过呼吸导引来强身健体、益寿延年的一种养生功法。早在春秋战国时期就有"故物或行或随,或嘘或吹""吹呴呼吸,吐故纳新,熊经鸟申,为寿而已矣"的记载。现代科学实验证实了六字诀音韵与脏腑的对应关系,长期习练能有效提升习练者的身心健康状况。尤其在冠心病心脏康复中,长期习练六字诀能改善冠心病患者的心肌收缩力、提升心脏储备、改善心室和冠状动脉的双重重构等,对冠心病患者大有益处。操练者需掌握动作要领和动作细节,把握形、声、气、神、韵五个方面,实现科学心脏康复的目的。

　　(一)六字诀动作要领

　　1. 形　姿势动作。伸展自然大方,动作轻柔舒缓、连贯,随心而动。动作的起、承、转、合,呼吸气机的升、降、开、合,意念的守、养、观、照,均以神阙穴为中心,两手"内劳宫穴"与神阙穴相平。动作以不破坏呼吸吐纳和吐气发声的匀细柔长为基本原则。

2. **声** 口型、读音、气息。口型、读音与气息为六字诀特有的习练方法,亦是六字诀功法的核心、重点和难点。研究表明,"嘘""呵""呼""呬""吹""嘻"六字需在特定的状态下进行习练才能达到最好的效果。以"呼字诀"为例:结束长跑运动后,长"呼——"一口气可以缓解身体的疲惫,放松全身。不同口型、读音和气息需处于特定情形中才能发挥最佳功效。

3. **气** 呼吸吐纳。呼吸的基本要求是深长、均匀、细密、柔和。六字诀吐气发音时均要采用鼻子吸气、口腔呼气的逆腹式呼吸法。体内"先天真气"在吸气时可由小腹提升至胸中,与鼻孔吸入胸中的自然界"后天清气"交汇融合,而浊气则在呼气的过程中呼出体外,交汇融合后的"真气"则下收丹田。同时可防止因为吐音发声不正确而出现头晕脑涨、口干舌燥甚至疲劳等现象。

4. **神** 精神意念。精神内守、思想集中,避免无精打采或精神紧绷。将注意力集中于与呼吸、吐音、动作的配合,协调放松自然,不可过度关注意念的活动。

5. **韵** 功法韵味。操练时应在形、神、气、声、韵等方面进行高度融合,同时也可以通过配合相应的音乐来加强情感的融入,体会其中的恬静、愉快和温暖。

(二)六字诀发音与口型

1."**嘘**" 音"xū",属牙音。发声吐气时,两唇和牙齿微张开,舌放平,嘴角后引,槽牙上下平对,中留缝隙,槽牙与舌边亦留空隙。气从槽牙间、舌两边的空隙呼出体外。

2."**呵**" 音"hē",属舌音。发声吐气时,两唇和牙齿张开,舌稍后缩,气从舌与上腭之间缓缓吐出体外。

3."**呼**" 音"hū",属喉音。发声吐气时,口唇撮圆,舌体稍下沉,气从喉出后,在口腔形成一股中间气流,经撮圆的口唇呼出体外。

4."**呬**" 音"sī",属齿音。发声吐气时,上下切牙对齐,留有狭缝,舌尖轻抵下齿,气从切牙间呼出体外。

5."**吹**" 音"chuī",属唇音。发声吐气时,舌体、嘴角后引,槽牙相对,两唇向两侧拉开收紧,气从喉出后,从舌两边绕舌下,经唇间缓缓呼出体外。

6. "嘻" 音"xī",为牙音。发声吐气时,两唇和牙齿微张,舌尖轻抵下齿,嘴角略从后引并上翘,槽牙上下轻轻咬合,呼气时使气从槽牙边的空隙经过呼出体外。

(三)六字诀步骤

1. **预备式** 双脚分开,与肩同宽,双膝微屈;头向上顶,下颏微收,竖脊含胸,松腰塌胯,沉肩垂肘,肘微屈,两腋虚空,两臂自然下垂;嘴唇轻闭,舌抵上腭,呼吸自然,面带微笑,目视前下方。起势:两掌从身体两侧缓缓上托,掌心向上,抬至胸前,与乳齐平;翻掌下按至脐前;膝关节屈曲,身体后倾,双掌内旋外翻,慢慢向前拨出,至两臂成圆;两掌外旋内翻,掌心向内;起身,两掌缓缓收拢至脐前,虎口交叉相握,轻捂肚脐,静养片刻,自然呼吸,目视前下方。

2. **第一式"嘘"字诀** 接上式。两手掌心朝上,小指轻贴腰际,向后收到腰间,双眼直视前下方,双脚固定,左转身体90°,同时右手掌从腰间慢慢穿出身体右侧,约与肩平齐,口吐"嘘"字音与之配合,双目渐渐圆睁,目视右掌伸出方向;右掌沿原路收回腰间,身体回转向正前方。余动作同前,方向相反。左右穿掌各3遍。本式共吐"嘘"字音6次。

3. **第二式"呵"字诀** 接上式。吸气,双手小指轻贴腰际稍上提,指尖朝向斜下方;双眼直视前下方;双腿屈曲下蹲,双掌慢慢向前下约45°方向插出,双上肢稍屈;双眼直视两掌。稍屈肘收臂,掌心向上呈"捧掌"状,约与脐同高,目视两掌心。两膝慢慢伸直,屈肘将双掌捧至胸前,同时掌心向内,双手中指约与下颏平齐,双眼直视前下方。双肘外展,约与肩平齐;双掌内翻,掌指朝下,掌背相靠。双掌缓慢下插,双眼直视前下方。从插掌开始,口吐"呵"字音与之配合。双掌下插至脐前时,稍屈曲双腿下蹲,双眼直视前下方。双掌外旋,掌心向上于腹前呈"捧掌"状,目视两掌心。双腿缓缓伸直;屈肘将双掌捧至胸前,掌心向内,两中指约与下颏平齐,双眼直视前下方。两肘外展,约与肩平齐;同时,两掌内翻,掌指朝下,掌背相靠。双掌缓慢下插,双眼直视前下方。从插掌开始,口吐"呵"字音与之配合。第二遍,将双掌外旋呈捧掌,重复前面的动作6遍。本式共吐"呵"字音6次。

4. **第三式"呼"字诀** 接上式最后一动,双掌向前拨出后外旋内翻,转动掌心,内对肚脐,指尖斜相对,自然张开五指,两掌心间距与掌心至肚脐距离相等,双眼直视前下方。双腿缓缓伸直,同时双掌慢慢合拢至肚脐方向,双掌距离肚脐约10cm。双腿微微屈曲下蹲,同时双掌向外展开,使双掌心间距与掌心至肚脐的距离相等,两臂成圆形,口吐"呼"字音,双眼直视前下方。双腿缓缓伸直,同时,双掌慢慢合拢至肚脐方向。反复练习6遍。本式共吐"呼"字音6次。

5. **第四式"呬"字诀** 接上式。双手自然下落,手心朝上,十指相对,双眼直视前下方。双腿慢慢伸直,同时,双掌慢慢上托到胸前,约与两乳平齐,双眼直视前下方。两肘缓慢放下,夹肋,双手顺势立掌于肩前,指尖向上,手心相对。双侧肩胛骨缓慢向脊柱靠拢,扩胸展肩,藏头缩项,双眼直视前斜上方。微屈双腿下蹲,松肩伸项,双掌慢慢向前平推,慢慢转成掌心向前亮拳,同时口吐"呬"字音,双眼直视前方。双掌腕部外旋,转至手心朝内,指尖向上,与肩同宽。双腿慢慢伸直;屈曲肘部,双掌慢慢收拢至胸前约10cm,指尖向上,双眼直视前下方。两肘缓慢放下,夹肋,双手顺势立掌于肩前,指尖向上,手心相对。双侧肩胛骨缓慢向脊柱靠拢,扩胸展肩,藏头缩项,双眼直视前斜上方。微屈双腿下蹲,松肩伸项,双掌慢慢向前平推,慢慢转成掌心向前,同时口吐"呬"字音,双眼直视前方。反复6遍。本式共吐"呬"字音6次。

6. **第五式"吹"字诀** 接上式。双掌向前平推,松腕伸掌,指尖朝前,手心朝下。双臂左右分开,成侧平举,手心斜向后方,指尖向外。双臂内旋,双掌向后画弧至腰部,手心稍贴腰眼,指尖朝向斜下方,双眼直视前下方。微屈双腿下蹲;双掌从腰部下滑,沿腰骶向下至两大腿外侧,同时口吐"吹"字音。随后屈曲双肘并提臂,双手于腹前环抱,指尖相对,手心朝内,约与脐同高,双眼直视前下方。双腿慢慢伸直,同时双掌慢慢收回,轻抚腹部,指尖斜向下,虎口相对,双眼直视前下方。双掌沿带脉向后摩运,至后腰部,手心轻按腰眼,指尖斜向下,双眼直视前下方。微屈双腿下蹲,同时双掌下滑,沿腰骶向下至两大腿外侧。随后屈曲双肘并提臂,双手于腹前环抱,指尖相对,手心朝内,约与脐同高,双眼直视前下方。反复6遍。本式共吐"吹"字音6次。

7. **第六式"嘻"字诀** 接上式,双手环抱,自然下落至体前,目视前下方。双掌内旋外翻,手背相对,指尖向下,手心朝外,目视双掌。双腿慢慢伸直;同时提肘带手,经体前上提至胸。随后双手上提至面前、分掌、外开、上举,双上肢呈弧形,手心斜向上,双眼直视前上方。屈曲肘部,双手收经面部回至胸前,约与肩平齐,掌心向下,指尖相对,双眼直视前下方。随后微屈膝下蹲,双掌慢慢下按至脐前。双掌向下、向左右外分,移至左右髋旁约15cm处,指尖向下,手心朝外,双眼直视前下方。从上动两掌下按起配合口吐"嘻"字音。双掌掌背相对,合至小腹前,指尖向下,手心朝外;双眼直视两掌。双腿慢慢伸直;同时提肘带手,经体前上提至胸。随后双手上提至面前、分掌、外开、上举,双上肢呈弧形,手心斜向上,双眼直视前上方。屈曲肘部,双手收经面部回至胸前,约与肩平齐,掌心向下,指尖相对,双眼直视前下方。随后微屈膝下蹲,双掌慢慢下按至脐前。目视前下方。双掌顺势外开至髋旁约15cm,手心朝外,指尖向下,目视前下方。从上动两掌下按起配合口吐"嘻"字音。反复6遍。本式共吐"嘻"字音6次。

8. **收式** 接上式。两手外旋内翻,转手心朝内,缓慢抱至腹前,虎口交叉相握,轻轻覆盖肚脐,双腿慢慢伸直,双眼直视前下方,静养片刻。双掌以肚脐为中心画圈揉腹,顺时针6圈,逆时针6圈。双掌松开,双臂自然下垂置于体侧,双眼直视前下方。

(四)六字诀呼吸要求

先呼后吸,采用顺腹式呼吸。于呼气时读字,同时提肛、收小腹、缩肾(环跳穴处肌肉收缩),使重心后移至脚跟,脚趾轻轻点地;吸气时舌抵上腭,两唇轻合,放松全身,自然隆起腹部、吸入空气,为"踵息法"。六个字都可参照此法呼吸。不可故意用力使腹部鼓胀或收缩。呼吸要求"匀、细、柔、长"。

四、易筋经

易筋经作为一种独具中国特色的传统健身功法,融儒、释、医道于一体,要求调心、调息和调身,并通过三者的协调调节躯体和五脏六腑。中医上,易筋经可以调畅经络气血,促进气血运行,调节五脏六腑的功能,从而强化心主血脉、主神明的生理功能;可以激发全身之气、固本培元,从而达到改善心脏功能、强身健体的效果。西医上,易筋经锻炼能促进人体的血液循环,增加心肌收缩力,提高心脏每搏输出量;增强心肌顺应性、舒张功能,从而起到改善心脏功能的作用。

【口诀】

韦驮献杵,摘星换斗,倒拽九牛尾,出爪亮翅,九鬼拔马刀,三盘落地,青龙探爪,卧虎扑食,打躬,掉尾。

【步骤】

两脚并步靠拢站立,全身呈直立状态;两手掌自然放松垂于躯体的两侧,自然呼吸;双眼看向前方。

（一）起势

重心右移,左脚向左侧迈开一步,略比肩宽,两脚平行站立,双膝自然放松。

（二）韦驮献杵第一势

两手臂自然伸直从躯体两侧缓缓向前举起,至与肩同高时掌心相对,指尖朝前。两手臂自然屈肘,缓缓收回,两手掌在胸前合十,两手指尖斜向后上方,与水平方向约成30°夹角,两掌根约与胸口同高,虚腋。双眼看向前下方,气定神凝（图5-33）。

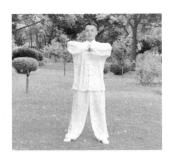

图 5-33　韦驮献杵第一势

(三)韦驮献杵第二势

两肘向左右两侧分展上举,至与肩同高时两掌心向下,指尖相对。两手掌向前自然伸出,掌心向下,手掌、手臂成一直线与肩同高。两手臂缓缓向左右两侧水平外展,至侧平举,掌心向下,指尖向外。坐腕立掌,两手指尖向上翘起,掌根向外撑劲。放松腕关节,手臂平展,伸直手臂向前画弧合拢,继屈臂内收至胸前,掌心向下,指尖相对,两肘抬平(图5-34)。

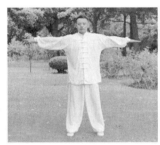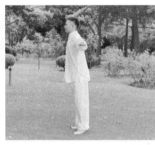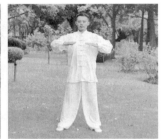

图5-34 韦驮献杵第二势

(四)韦驮献杵第三势

两掌以掌根为轴点向外翻转,至两耳侧成掌心向上,指尖向后,两肘向外展,约与肩平。双掌伸臂向上推,两脚跟缓缓提悬,两掌托举至头顶上方后,掌心向上,指尖相对,展肩伸肘,微收下颌,咬紧牙关,目光内敛,静立片刻。两脚跟缓缓落地,两掌外分握拳,两拳心向斜下方,拳眼向前,两臂下落至斜上方(图5-35)。

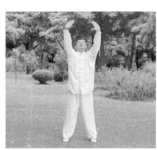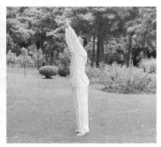

图5-35 韦驮献杵第三势

（五）摘星换斗

手指伸直成掌，指尖向外侧斜上方。躯干略左转，两膝略屈，同时左掌经躯体前向下摆，指尖向下，掌心向后，右掌斜举，旋转成掌心向左，指尖向右斜上方。以腰带肩，以肩带臂，膝关节不动，左手掌下摆至身后，右手掌摆至左斜上方。左手背轻贴于腰部，右手掌向左下落至左髋关节外侧，指尖向下，掌心向内。直膝，身体转正，同时右掌从躯体前向头顶上方画弧至额头侧上方，松腕，肘部略屈，掌心向下，指尖向左，双眼视右掌（图5-36）。静立片刻后，两手掌左右伸展成一字平肩，掌心向下，指尖向外。接做向右摘星换斗。

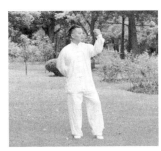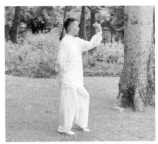

图5-36　摘星换斗

（六）倒拽九牛尾

左脚向左后撤步，右脚内转，成右弓步；同时，左掌下落至左臀侧后方，右掌向前上抬，屈肘呈半弧状，高约与鼻平，两手从小指依次屈指握拳，拳心向上。身体重心后移（左移），左膝微屈，腰稍向右转，以腰带肩，以肩带臂，右臂向外旋转，左臂向内旋转，屈肘，两臂用力拽拉（前拉后拽），双眼视右拳。身体重心向前移，右膝前弓，腰微向左转，以腰带肩，以肩带臂，两臂放松并前后伸展。重复拽拉、伸展动作数遍。身体重心移至右脚，收回左脚，右脚尖转正，两脚成开立姿势；同时，两臂自然垂于体侧，双眼视前方。展开双臂，换练向左倒拽九牛尾（图5-37）。

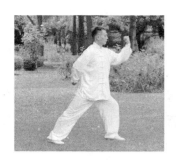

图 5-37　倒拽九牛尾

（七）出爪亮翅

身体重心移至左脚,收回右脚,两脚成开立式;同时,双臂侧平举,虎口向上,指尖向外。两掌合拢至与肩宽同高同宽,虎口向上,掌心相对。屈肘,两掌内收至肩前,掌心相对,指尖向上。展肩扩胸,伸臂,两掌向前推出,五指逐渐张开成荷叶掌,瞪目前视,身体保持中正挺立(图 5-38)。松腕,虚掌,掌心含空,屈肘,双臂收回,两掌约与肩平。两掌变柳叶掌(五指相并)收至肩前,掌心相对,指尖向上。重复上述推出、收回数遍。

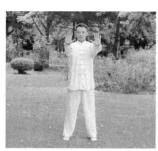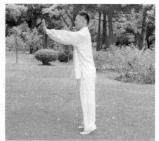

图 5-38　出爪亮翅

（八）九鬼拔马刀

躯干向右转,掌心相对,右掌外旋掌心向上,左掌内旋掌心向下。左掌由胸前内收经左腋下后伸,虎口向上;右掌由胸前伸至前上方,虎口向下。躯干向右转动,双掌反向画弧,右掌绕头半周,中指按压左耳郭,掌心按住后脑;左掌反贴后背。躯干继续右转,左手掌背贴于背脊,尽量上推。双眼随右手动,定势后双眼视左后方(图5-39)。身体向右转动,展臂扩胸,双眼视右上方,静立片刻。膝部略屈,躯干向右转动,右臂向内收,含胸,左掌沿脊柱上推,双眼视右脚跟,稍停片刻。左右转头,重复3遍。直膝,身体转正;同时,右手掌向上经头顶上方后向下,至侧平举,左掌经体侧向上至侧平举,两掌心向下,指尖向外。换练左式。

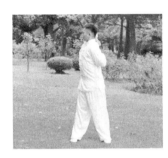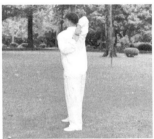

图5-39 九鬼拔马刀

(九)三盘落地

屈膝、下蹲,同时沉肩、坠肘,两掌心向下,指尖向前,两掌逐渐用力向下按,至约与髋同高,双眼视前下方(图5-40)。掌心上翻,两肘微屈,缓缓起身直立,同时双掌上托,至侧平举,双眼视前方。重复落、起3次。第二次半蹲,第三次全蹲。

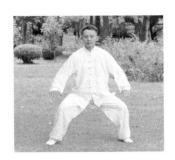

图5-40 三盘落地

(十)青龙探爪

左脚收回半步,约与肩同宽。两手握固,屈肘收于腰际,拳心向上,双眼视前方。左拳不动,右拳张开变掌,伸直右臂,经下向右向外展开,掌心向上,腕部约与肩平,双眼视右掌。右臂屈肘,松腕,右掌成爪,指尖向左。右爪向左水平方向伸出,双眼随手动,躯干向左转至约90°,双眼视右爪。伸指成掌,掌心向下,指尖向左,双眼视右掌。躯干向左前屈,右掌向下按至左脚外侧。右掌沿体前向右脚外侧画弧,至右脚尖外侧,指尖向前。旋腕转掌,屈指握固,拳眼向外,拳心向前。直立,右拳随之收于腰际,拳心向上。换练左青龙探爪(图5-41)。

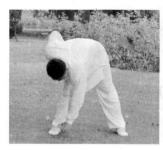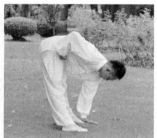

图 5-41　青龙探爪

(十一)卧虎扑食

右脚尖内扣,身体左转约90°,同时左脚收至右脚内侧成丁步。左脚向前迈出一大步,成左弓步;同时,两拳提至腋前,并向内旋转,变成虎爪,向前伸臂推出(扑按),腕约与肩平。躯干由腰部至胸部逐节屈伸,重心适度前后移动;同时,双爪随躯干屈伸向下、向后、向上、向前绕环一周。躯干下俯,两爪向下按,十指尖着地;左腿屈膝全蹲,右腿屈膝下跪,悬跟,前脚掌着地。随后塌腰、挺胸、抬头、瞪目,双眼视前上方(图5-42)。起身,双手握固,收抱于腰际,身体重心向后移,左脚尖向内扣,身体重心向左移,同时向右转体约180°,右脚内收至左脚内侧成丁步。换练卧虎扑食右式。

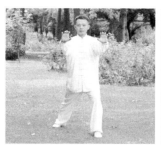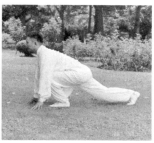

图 5-42　卧虎扑食

（十二）打躬

起身,身体重心向后移,随之转动身体复正,右脚尖向内扣,脚尖向前,收回左脚,成开立姿势;同时,两臂外旋,掌心向前,两臂外展侧起至侧平举后屈肘,两掌收至耳侧,掌心掩耳孔,十指按于枕部,指尖相对,用示指弹拨中指,指腹击打后脑(鸣天鼓)36次(也可自定次数),闭目或双眼向前下视。躯干前屈下俯,不超过90°,逐节牵引颈椎、胸椎、腰椎、骶椎。动作要缓,双腿伸直,双眼视脚尖,停留片刻(图5-43)。逐节伸直骶椎、腰椎、胸椎、颈椎至直立,动作要缓。重复3遍,逐渐增加身体前屈幅度,第二遍前屈约90°,第三遍前屈超过90°,并维持牵引片刻。

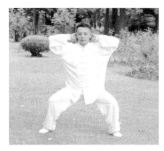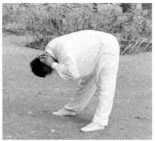

图 5-43　打躬

（十三）掉尾

起身直立,双掌猛然拔离两耳部。伸臂前推至臂直,掌心向前,指尖向上。两掌旋转成掌心向内、指尖相对,十指交叉,屈肘,两臂呈半弧状,约与肩平。

翻掌向前撑,虎口向下。翻转掌心向下,屈肘向内收于胸前。躯干前屈,两掌交叉徐徐下按,接近地面,塌腰、抬头。头向左后转动,双眼视左后,同时臀部向左侧扭动。双掌交叉不动,放松,还原至体前屈。头向右后转动,双眼视右后,同时臀部向右扭动。两掌交叉不动,放松,还原至体前屈,昂头目视前方(图5-44)。重复上述动作数遍。

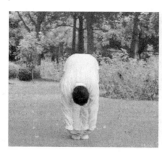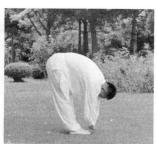

图 5-44　掉尾

(十四)收势

松开双掌,两臂外旋,缓缓起身直立;同时,两臂上抱,伸直外展至侧平举,掌心向上,继之上举,掌心相对,肘屈,两臂呈半弧,掌心向下,指尖相对,松肩,屈肘,双掌经头、面、胸前徐徐下引至腹部。重复3遍。左脚向右脚内侧收拢并步,正身直立,两臂放松,自然垂于躯体两侧,收功。

五、五禽戏

五禽戏为东汉末年名医华佗所创,是我国古代最早、最系统的传统导引功法,具有较高的养生功效。前至黄帝避洞泄寒中之弊创导引术,后至诸子百家编创诸多精妙绝伦的功法,五禽戏在其中起到了承上启下的关键作用,是中医导引术的归纳与提升,其所具有的"治已病,防未病"的养生保健功能与"健康中国"战略目标契合。

五禽戏主要模仿虎、熊、鹿、猿、鸟5种动物的形态动作,立足于仿生学运动观,通过肢体向外传达出行、展、寻、转、拍等行为特征。五禽戏模仿虎之威猛、鹿之安舒、熊之沉稳、猿之灵巧、鸟之轻捷,配合规律的吐纳、运气,以及和缓的身体节奏,指导动作,调节心理,舒畅气机,和谐血运,增强身体素质。五禽戏在心脏康复中有抑制血小板聚集、防止血栓形成的作用,并能减少支架植入术后血管再发狭窄的情况;可调节心率、血压、心输出量和肺活量等,保护心肺;调节血脂、血糖等水平,控制心血管危险因素,防止动脉粥样硬化及动脉内皮损伤;并能调节内皮功能,减少心肌细胞凋亡,促进侧支循环的建立;且能降低再住院率与心血管事件再发率、病死率,并能缓解患者的焦虑、抑郁情绪,促进心理康复。

（一）预备式

两脚并拢,双手自然下垂,身体放松;头项正直,微收下颌,舌抵上腭,双目平视前方。左脚向左平开一步,与肩同宽或稍宽于肩,膝关节微屈,平静调息,意守丹田。双肘屈曲,双臂在体前向上、向前平托,掌心向上,配合吸气。两肘屈曲内合,向内翻转双掌,慢慢下按至腹前,配合呼气。重复呼吸两遍,双手自然下垂。

（二）虎戏

1. **虎举** 双手十指张开,屈曲指间关节,虎口撑圆,掌心向下,内扣呈虎爪状,目看两掌（图 5-45）。双手外旋,自小指起依次屈曲握拳,双拳在体前慢慢上提,至肩前时张开手指,举至头上方后屈曲成虎爪状。两掌外旋握拳,拳心相对,目视两拳。两拳下拉至肩前时张开手指,掌心向下,按至腹前,目视两掌。重复 3 遍后双手自然下垂,直视前方。

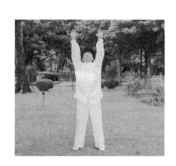

图 5-45　虎举

2. **虎扑** 双手握拳自体侧提至肩前上方。两手向上、向前画弧,十指屈曲呈虎爪状,掌心向下,躯干前俯,挺胸仰首,目视前方。膝关节屈曲下蹲,同时两手向下画弧至膝旁,保持掌心向下,双眼直视前下方。两腿伸直,躯干后仰,双手握空拳沿体侧上提至胸部两侧,双眼直视前上方。左腿屈曲提起,双手上举,左脚向左前方迈一步,脚跟着地,右腿屈膝下蹲,成左虚步,身体前倾,双手呈虎爪状、掌心向下,向前下方扑至膝两侧,双眼直视前下方(图5-46)。随后收回左脚,开步站立,身体直立,两手自然垂于身体旁,双眼直视前方。右式重复上述动作,唯左右方向相反。动作重复1遍后,双手掌心向上朝向身体侧前方举起,与胸同齐,双眼直视前方。双臂屈肘,两掌内合下按,自然放置于体侧,直视前方。

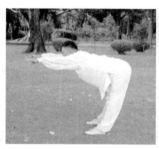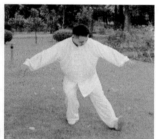

图5-46 虎扑

(三)鹿戏

1. **鹿抵** 双腿微微屈曲,将身体重心偏移至右腿,左脚经右脚内侧向左前方迈步,脚跟着地,同时身体随之右转;两手握空拳,摆至右侧,拳心向下并与肩同高,双眼紧视右拳并随之而动。前移身体重心,左腿屈曲,脚尖外展踏地,右腿伸直踏地,转腰呈弓步,两臂随身体转动,双手中指、环指屈曲,拇指、示指、小指伸直,呈鹿角状,向上、左、后画弧,同时双手掌心向外、指尖向后,左上肢外展屈肘抵腰,右上肢举至头前,双眼看向右脚跟(图5-47)。随后身体右转,收回左脚,开步站立,两手向上、右、下画半圆,双手握空拳下放于身体前侧,双眼直视前下方。右式重复上述动作,唯左右方向相反。重复1~8遍。

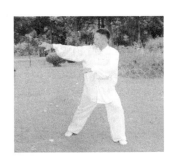

图 5-47　鹿抵

2. **鹿奔**　左脚向前跨一步、屈膝,右腿伸直,呈左弓步,同时双手握空拳,向上、向前画弧至身体前侧,双手与肩同高、同宽,拳心向下,双眼直视前方。后移身体重心,左腿伸直踏地,右腿屈曲,低头,弓背,收腹,同时双上肢内旋前伸,伸掌使掌背相对,双手呈鹿角状(图 5-48)。重心前移,身体抬起直立,左腿屈膝,右腿伸直,呈左弓步,肩膀下沉放松,外旋双臂,双手握空拳与肩平齐,拳心向下,目视前方。收回左脚,开步直立,双手松拳为掌,自然放置于身体两侧,双眼直视前方。右式重复上述动作,唯左右方向相反。重复 1 ~ 8 遍后双手向身体侧前方举起,与胸平齐,掌心向上,双眼直视前方。屈肘,双掌内合下按,自然垂于体侧,目视前方。

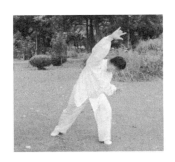

图 5-48　鹿奔

(四)熊戏

1. **熊运**　开步站立,躯干微前俯,手握空拳成熊掌,贴于腹部,眼视两拳,躯干做顺时针摇晃,带动两拳,沿腹部顺时针画圆两周,再逆时针画圆两周(图5-49)。

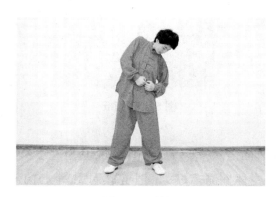

图 5-49　熊运

2. **熊晃**　两掌握拳成熊掌,提髋、屈膝、落步,同时身体稍右转(图5-50)。身体直立,两拳变掌下落,自然垂于体侧,目视前方。

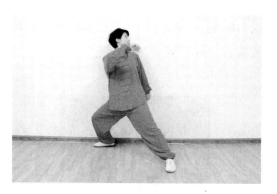

图 5-50　熊晃

(五)猿戏

1. **猿提**　两掌在体前,手指伸直分开,然后屈腕撮拢捏紧成"猿钩",两掌上提至胸,两肩上耸,收腹提肛,同时脚跟提起(图5-51)。头向左转,目随头动,视身体左侧。头转正,两肩下沉,松腹落肛,脚跟着地,"猿钩"变掌,掌心向下,两掌沿体前下按落于体侧,目视前方。重复上述动作,唯头向右转。

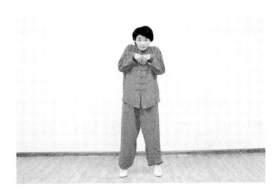

图 5-51　猿提

2. **猿摘**　左脚向左后方撤步,脚尖点地,身体前倾,重心落于右腿;同时,左臂屈肘,左掌成"猿钩"向左前方自然摆起,掌心向下,右掌向右前方自然摆起,掌心向下。身体重心后移,左脚踏实,屈膝下蹲,右脚收至左脚内侧,脚尖点地,成右丁步;同时,右掌向下经腹前向左上方画弧至头左侧,掌心对太阳穴;目先随右掌动,再转头注视右前上方。右掌内旋,掌心向下,沿体侧下按至左髋侧,目视右掌(图 5-52)。

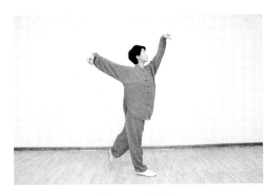

图 5-52　猿摘

（六）鸟戏

1. **鸟伸** 双膝屈曲下蹲，双手叠放于腹部。两手掌心向下、指尖朝前，向前上方上举，微微向前倾斜身体，肩部上提，颈项内缩，胸部挺起，腰部下塌，双眼直视前下方。向右移动身体重心，伸蹬右腿，并伸直左腿向后方上抬，双手手指分开，稍屈曲中指、环指、拇指、示指、小指背伸，上肢背伸、掌心向上呈鸟翅状，颈项伸直，胸部挺起，腰部下塌，双眼直视前上方。右式重复上述动作，唯左右方向相反（图 5-53）。重复 1 ~ 8 遍后双脚开步站立，双手自然放置于身体两侧，双眼直视前方。

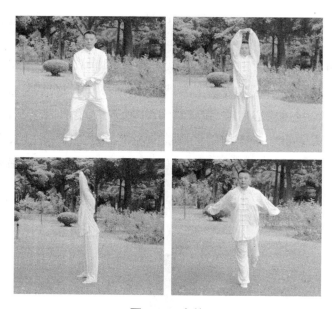

图 5-53　鸟伸

2. **鸟飞** 双腿微微屈曲，两手掌心向上相合放置在腹部前，双眼直视前下方。右腿蹬直独立，左腿屈膝抬起，小腿自然下垂，脚尖向下，双臂做展翅动作，于身体两侧平举上抬，略高于肩，掌心向下，双眼直视前下方（图 5-54）。放下左脚置右脚侧，脚尖着地，双腿微微屈曲，双手手掌合起放在腹部前，双眼直视前下方。右式重复上述动作，唯左右方向相反。重复 1 ~ 4 遍后自身体两侧沿侧前方举起双手,与胸平齐,掌心向上,双眼直视前方。屈肘,双掌内合向下按,自然放置于身体两侧,双眼直视前方。左脚点于右脚内侧,上摆两掌,举至头顶上方,双臂伸直,掌背相靠,指尖向上,动作舒展大方,周身配合协调。

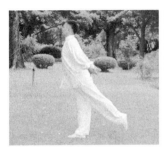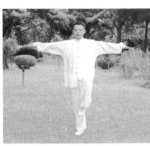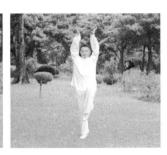

图 5-54　鸟飞

(七)引气归原

两脚平行站立,与肩同宽,双手从髋部沿体侧向上画弧抬起,高举过头,掌心向前,双眼直视前方,吸气。双上肢微微屈曲,双手手掌向内相合且掌心向下,下按至腹部前,然后自然下垂于身体两侧,双眼直视前方,呼气。

(八)收势

1. **搓手**　双手手掌合起,揉搓至手心微微发热。

2. **浴面及干梳头**　手掌贴于面部,规律地上下擦摩 6 ~ 9 遍;以手指梳头 6 遍以上。

3. **捶腰**　两手握空拳,轻轻捶打腰眼 9 次。

4. **击腹**　双指屈曲呈虎爪状,指尖轻轻敲打小腹。左脚向右脚靠拢,双上肢朝前搂气,双手交叠放置于腹部前,女性右手放于内、左手放于外,男性左手放于内、右手放于外,双眼直视前方,配合自然呼吸。

参考文献

[1]　郑洪新 . 中医基础理论 [M]. 北京:中国中医药出版社,2016: 138-141.

[2] 黄若玫.从《素问·上古天真论》浅谈中医养护 [J].中国中医药现代远程教育,2019,17 (1):32-34.

[3] 田洪燕,张宁.基于中医体质辨识的个体化健康指导对Ⅱ期心脏康复患者自我管理能 力及生活质量的影响 [J].现代中西医结合杂志,2021,30(3):316-319.

[4] 李耀兵,李婵玉,李淑霞,等.中医体质学说与冠心病相关临床研究进展 [J].世界最新 医学信息文摘,2019,19(63):149-150,153.

[5] 牛琳琳,陈彦,温鑫.基于整体观念与辨证论治行冠心病中医药膳理法研究 [J].中医临 床研究,2022,14(5):40-43.

[6] 宋玉平.冠心病的护理与药膳治疗 [J].光明中医,2016,31(6):882-883.

[7] 王春燕,严晓沁,胡春燕,等.双心医学之中西医结合诊疗现状 [J].中华全科医学, 2018,16(12):2072-2076.

[8] 董国菊,李立志.浅谈中西医结合思想指导下的新"双心医学"模式 [J].中西医结合心 脑血管病杂志,2019,17(11):1739-1743.

[9] 王福顺,傅文青.中医情绪心理学 [M].北京:中国中医药出版社,2015:164-233.

[10] 刘红宁,申寻兵.中医心理学 [M].北京:中国中医药出版社,2019:180-190.

[11] 宋振东,门红.中医五行音乐疗法解析 [J].西部学刊,2020(3):119-123.

[12] 吕鹏,李芮.中医五音疗法研究进展 [J].河南中医,2021,41(8):1291-1296.

[13] 林法财.浅探五音补泻 [J].中华中医药杂志,2021,36(3):1260-1263.

[14] 李鹏,刘瑛丽,骆彤.历代医家茶疗治疗睡眠障碍浅谈 [J].中医药临床杂志,2019, 31(4):630-633.

[15] 郭拯妮,张洁.基于中医体质学理论将茶疗用于心身疾病的中医药防治初探 [J].当代 医学,2018,24(24):184-186.

[16] 王新功.基于中医体质学理论将茶疗用于心身疾病的中医药防治探究 [J].福建茶叶, 2020,42(11):29-30.

[17] 吕明,顾一煌.推拿功法学 [M].2版.北京:人民卫生出版社,2016.

[18] 耿爱英.少林武架八段锦 [J].少林与太极,2020,(7):26-27.

[19] 耿爱英.少林坐式八段锦练法分解 [J].少林与太极,2020,(5):26-27.

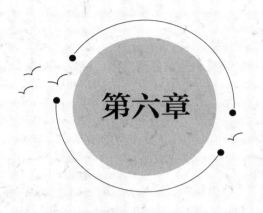

第六章

冠心病常见体质的
治未病调养

在新时代"大健康"理念深入人心的今天,医疗思维模式已从"以治疗为中心"向"以健康为中心"转变,当前冠心病面临发病率居高不下、难治难愈的困境,最好的解决方法就是将此病扼杀在摇篮里,故本病的"治未病"尤为重要。在中医看来,体质偏颇是疾病发生的内因。体质可反映机体内环境,将机体内环境视为土壤,发病因素视为种子,土壤是否满足种子的生长条件是疾病发生与否的关键。故改变"土壤"(体质)状态,令"种子"(疾病)不能生根发芽,则有利于截断疾病的发生和病情的进展,此为"治未病"。

冠心病的发生发展与体质状态密切相关。冠心病属于中医学"胸痹心痛病"范畴。古代医家虽未明确提出"体质"与胸痹心痛病的关系,但从诸多医籍中可见前贤在体质对胸痹心痛的影响方面早已有所考量。汉代医家张仲景在《金匮要略》中将本病的病因病机概括为"阳微阴弦",即阳气衰微、阴邪上乘而致寒邪、痰饮、瘀血、气滞等标实痹阻心脉,认为本病有"阳微"的体质因素及"阴弦"的体质特点。现代研究表明,冠心病的体质分布以阳虚质、痰湿质、血瘀质、气郁质为主,与"阳微阴弦"呈一致性。本章基于"治未病"思想,通过起居、饮食、运动、情志、针灸、推拿等综合调摄,叙述冠心病常见体质的辨体施养。

第一节　冠心病痰湿质治未病调养方案

一、临床表现

(一)形体特征

体形肥胖,腹部肥满松软。

(二)心理特征

性格偏温和,稳重恭谦,和达,多善于忍耐。

(三)常见表现

主项:面部皮肤油脂较多,多汗且黏,胸闷,痰多。

副项:面色黄胖而暗,眼胞微浮,容易困倦,心前区胀闷、气短明显。

平素舌体胖大,舌苔白腻,口黏腻或甜,身重不爽,脉滑,喜食肥甘,大便正常或不实,小便不多或微混。

(四)发病倾向

易患消渴、中风、胸痹等病。

(五)对外界环境适应能力

对梅雨季节及湿重环境适应能力差,易患湿证。

(六)红外热成像表现

心前区皮肤温度偏低,头面部皮肤温度偏高,躯干可见散在片状高温影,心经循行处经气郁滞(彩图1)。

痰湿质的冠心病患者,出生年份尾数为6、9、2,或逢尾数为6、9、2之年再遇大风天气,或逢尾数为4、7、1之年再遇梅雨季、回南天,则容易出现症状加重或反复。

二、干预方案

(一)自我调养要点

1. 生活起居

(1)不宜在潮湿的环境里久留,在阴雨季节要注意避免湿邪的侵袭。平时应定期检查血糖、血脂、血压。

(2)不要过于安逸、贪恋床榻,适当进行缓和的户外运动,忌暴汗,尤其夜间8点以后勿做剧烈运动。

(3)应洗热水澡,水温不可过热,以适当出汗为宜;衣着尽量保持宽松,面料以棉、麻、丝等透气散湿的天然纤维为主,有利于汗液蒸发,祛除体内湿气。

(4)注意保暖。寒凉的天气不利于体内水湿的运化,常伤及脾胃,因此痰湿质患者的症状在寒凉的天气较为明显。

(5)夏季要适度使用空调,选择棉麻、丝绸材质的衣物。

(6)注意劳逸结合,避免思虑过度。

(7)阴雨湿冷季节应减少户外活动,避免受寒淋雨。

(8)保持情绪平和舒畅,不可情绪激动。

2. 饮食方式

(1)戒酒;不宜多用峻补之品,如人参、鹿茸、阿胶等,否则容易脾胃积滞。

(2)细嚼慢咽,进食七分饱,小口饮水,温饮,否则容易出现脾胃发胀,加重体内痰湿。忌暴饮暴食和进食速度过快。

(3)限制食盐的摄入,每日不超过 5g。

(4)三餐注意准时进食,进食量需遵循一定的规律,不偏食,尽可能做到营养均衡。

(5)不宜多吃肥甘厚腻、甜食、辛辣刺激、煎炸食物,如肥肉、肥鹅、肥鸭、猪皮、猪蹄、带皮蹄膀、动物内脏、鱼子、蟹黄、全脂奶油、腊肠、冰淇淋、巧克力、蔗糖、油酥甜点心、蜂蜜、辣椒、芥末、胡椒、咖喱、酒、浓咖啡等。

(6)适宜食物(表 6-1)

表 6-1 冠心病痰湿质适宜食物

食物类别	食物明细
蔬菜类	冬瓜、薤白、韭菜、洋葱、芹菜、白萝卜、香菇、胡萝卜、番茄、南瓜、黄豆芽及包菜等叶菜
谷物类	小米、扁豆、赤小豆、炒薏苡仁、蚕豆等
果品类	山楂、柠檬、樱桃、木瓜、佛手、黄皮果、苹果等
调味料	姜、葱、蒜等

(7)常用药膳(表 6-2)

表 6-2 冠心病痰湿质常用药膳

药膳名称	功效、制法
海藻昆布山楂汤	具有消痰利水的功效 【食材】昆布 15g,海藻 15g,山楂 15g 【制法】前两味浸泡半日,洗净切碎,山楂切片同入锅煮 20 分钟,去渣喝汤

药膳名称	功效、制法
祛湿化痰茶	具有宽胸理气、健脾化痰的功效 【食材】薤白 2g,桂花 2g,柠檬 2g,陈皮 3g,茯苓 5g 【制法】加水适量,煎取药汁,代茶酌量饮用
瓜蒌莱菔子粥	具有活血化瘀、涤痰通络的功效 【食材】全瓜蒌 20g,莱菔子 15g,粳米 50g 【制法】全瓜蒌、莱菔子水煎去渣取汁,加粳米共煮成粥,临睡前空腹食用
薏仁杏仁粥	具有祛湿化痰的功效 【食材】炒薏苡仁 50g,苦杏仁 2g 【制法】将炒薏苡仁煮烂,半熟时加入苦杏仁,粥成即食

3. 情志调节

(1)善于自我调节情感,保持精神情绪的平衡,心胸豁达,精神开朗,热爱生活。可到花园、景区等景色优美处散心。

(2)遇事不要思虑过多,多移情于琴棋书画、唱歌跳舞、朋友交流。

(3)可欣赏一些节奏强烈、轻快振奋的音乐,如民乐中的古琴曲、笙曲等,或施特劳斯的圆舞曲系列、《拉德茨基进行曲》及比才的《卡门序曲》等。

推荐欣赏宫调乐曲,如《梅花三弄》《阳春》《春江花月夜》《月儿高》。宫调乐曲多由埙等乐器吹奏,安详、平稳、柔和而流畅,如同大地涵育万物、包容一切,辽阔而敦厚,与脾之气机相和,可达到调神、稳定心理的良好作用,所以能调和脾胃、平和气血。

(4)广交朋友,增加社交活动,舒畅情志。

4. 运动调养

(1)身体状况较好、病情较为稳定的患者宜选择中等强度的运动。若选择强度较小的运动项目进行锻炼,则每天运动的时间应适当延长。可选择散步、慢跑、太极拳、五禽戏、八段锦、瑜伽等。

推荐导引养生功法:

1)五禽戏-猿戏:见第五章第六节图5-51、图5-52。猿戏仿效猿的动作,动作灵巧,外可使肢体灵活,内可抑情志动荡,即可练心。

2)五禽戏 - 熊戏:见第五章第六节图 5-49、图 5-50。熊戏模仿熊的形象,动作沉稳,取其体笨力大敦厚之性。习练时,意随形动,形随意动,达到形意一体。熊戏主脾胃,练熊戏能起到四肢筋腱、肌肉发达、增长力气、灵活关节、强身壮体的作用。

3)八段锦 - 调理脾胃须单举:见第五章第六节图 5-3。

4)八段锦 - 摇头摆尾去心火:见第五章第六节图 5-5。

(2)适度进行有氧运动,运动时间宜选择上午辰时或下午申时。

(3)超重、陆地运动能力极差、心肺功能差者,应当循序渐进地运动,使疏松的皮肉逐渐转变为结实、致密。

(4)运动量以微微出汗、不感劳累为度。

(二)中医疗法

以穴位按压和针刺为主。

1. 穴位按压 具体方法见表 6-3。

表 6-3　按压穴位

穴位	功效、定位、操作方法
足三里	功效:本穴为胃经合穴,具有调理脾胃、补中益气的作用。 定位:犊鼻下 3 寸,胫骨旁开 1 横指。 操作方法:每日点按 10 ~ 15 分钟,以酸痛舒适为度,也可艾灸。
丰隆	功效:本穴为胃经络穴,具有调和胃气、祛湿化痰的作用。 定位:小腿前外侧,当外踝尖上 8 寸,条口外,距胫骨前缘 2 横指(中指)。 操作方法:每日点按 10 ~ 15 分钟,以酸痛舒适为度,也可艾灸。
内关	功效:本穴为心包经络穴,又是八脉交会穴之一,通于阴维脉,具有宁心安神、宣痹解郁、宽胸理气的作用。 定位:前臂正中,腕横纹上 2 寸,在桡侧腕屈肌腱与掌长肌腱之间取穴。 操作方法:每日点按 10 ~ 15 分钟,以酸痛舒适为度,也可艾灸。
膻中	功效:本穴位于任脉,为心包募穴,具有活血通络、宽胸理气的作用。 定位:在胸部前正中线上,两乳头连线的中点。 操作方法:每日点按 10 ~ 15 分钟,以酸痛舒适为度,也可艾灸。

2. 穴位针刺

取穴：郄门、神门、膻中、中脘、脾俞。

方法：毫针刺，以补虚泻实操作，留针 30 分钟。

疗程：每日 1 次，7 ～ 10 次为一个疗程。

3. 艾灸

部位：脾俞、心俞、内关、中脘、足三里。

方法：用一支或两支艾条对准腧穴施灸。

疗程：每次选择 1 ～ 5 个穴位，1 ～ 2 日一次，7 ～ 10 次为一个疗程。

4. 平衡火罐

操作：膀胱经闪罐 3 ～ 5 次，以皮肤潮红为度；膀胱经及督脉走罐 3 ～ 5 次；留罐 5 分钟。

疗程：同一部位 3 ～ 7 日拔罐一次（罐痕变浅或消失即可），3 ～ 5 次为一个疗程。

5. **坤土建中疗法**　指选取自然五方之土作用于脾主之大腹，依据"五行之人应五方之土"的原则，结合《黄帝内经》五运六气理论之"五行十态"体质特点，选择相应方位及温度、湿度适宜之土并实施治疗。

操作：将加热好的坤土包放置在腹部热敷，通过刺激天枢、关元、神阙等腧穴，达到"以象补藏"和五脏防治疾病之目的。

疗程：每日治疗 2 次，上午、下午各 1 次，每次操作时间 15 ～ 30 分钟，15 日为一个疗程，根据病情及疗效可治疗 2 ～ 3 个疗程。

6. **刮痧**　选取患者感觉酸重不适的肌肉处、膻中穴、心俞穴为刮痧部位，配合刮痧油刮 5 ～ 10 分钟，以出痧为度。每次选取 1 ～ 2 个穴位或 1 ～ 4 个部位，每周行 1 ～ 2 次刮痧治疗，7 ～ 10 次为一个疗程。

7. **摩腹**　在腹部涂少量按摩膏或其他介质，以肚脐为中心，用全掌由内向外顺时针方向摩腹约 3 分钟。要将腹部的脂肪层推动起来，直到局部有温热感为宜。

第二节　冠心病阳虚质治未病调养方案

一、临床表现

（一）形体特征

肌肉松软不实。

（二）心理特征

性格多沉静、内向。

（三）常见表现

平素畏冷，手足不温，喜热饮食，心悸而痛，胸闷气短，动则更甚，自汗，面色㿠白，神倦怯寒，舌质淡胖，边有齿痕，苔白或腻，脉沉细迟。

（四）发病倾向

易患痰饮、肿胀、泄泻等病；感邪易从寒化。

（五）对外界环境适应能力

耐夏不耐冬；易感风、寒、湿邪。

（六）红外热成像表现

心前区皮肤温度偏低，腹部、腰臀部、四肢皮肤温度偏低，心经循行处尤其明显（彩图 2）。

阳虚质的冠心病患者，出生年份尾数为 4、8、1，或逢尾数为 4、8、1 之年遇到寒冬时节或天气骤然变冷，这类体质人群容易出现症状加重或反复。

二、干预方案

（一）自我调养要点

1. 生活起居

（1）遵照"春夏养阳"的原则，在春夏季应适当晒太阳，但应注意避免暴晒。背部有重要腧穴，因此以晒背为佳。避免风扇直吹，夏季使用空调时要注意温度不可过低。

（2）宜住坐北朝南的房子，不要贪凉而露宿室外或在温差变化大的房子中睡眠，以免受风寒而患病。多在阳光下进行户外活动，不可在寒冷、潮湿的环境中长期工作和生活。

（3）养成良好的睡眠习惯，夜间子时前卧床休息，避免熬夜，午时小憩。

（4）避免过度劳作、大汗伤阳。

（5）晨起卯时进行提肛运动，养成良好的排便习惯，保持大便通畅。

（6）避寒就温，注意保暖，尤其是后背、上腹、下腹和足底部位。

（7）学会自我排遣不良情绪，善于与人交流和倾诉，培养开朗、宽容的性格。多参加社会团体活动，使身体、精神、情绪各方面都得到调动，从而帮助阳气生发。

2. 饮食方式

（1）以温肾阳、益心气、暖脾阳、补中气为基本原则。脾胃易受损伤，不可贪凉饮冷，注意不可过食生冷（包括冰镇食品及寒凉食物）。

（2）进餐时勿一心两用，注意进餐的气氛融洽，常与家人共餐。

（3）保持进食时间及进食量的规律性，宜吃七八分饱。早餐摄入一定量的蛋或奶，晚餐不宜过饱。

（4）每餐营养均衡，注意控制每天进食的总热量，以及糖类、蛋白质、脂肪的比例，适当减少食盐的摄入量，每日不超过 5g。

（5）根据脾胃情况适当进食粗粮，食用新鲜蔬菜。

（6）慎食寒凉食物，如田螺、螃蟹、西瓜、梨、苦瓜、绿豆、海带、蚕豆、绿茶、冷饮、凉茶、大芥菜等。

（7）适宜食物（表6-4）

表6-4　冠心病阳虚质适宜食物

食物类别	食物明细
蔬菜类	韭菜、洋葱、芹菜、大葱、菠菜、黑木耳、银耳、蘑菇、刀豆、猴头菌等
果品类	核桃、栗子、腰果、樱桃、杏子、桃、橘子、苹果、葡萄、杨梅、山楂、橄榄等
调味料	适当增加姜、葱、蒜、胡椒、茴香等

(8)常用药膳(表6-5)

表6-5 冠心病阳虚质常用药膳

药膳名称	功效、制法
杜仲莲子煲鹌鹑	具有温肾养心的功效 【食材】鹌鹑1只,杜仲15g,莲子15g 【制法】将杜仲、莲子洗净,鹌鹑洗净斩小块。把杜仲、鹌鹑、莲子一起放入锅内,加水用武火煮开,改用文火煮50分钟,调味服食。1人份,每周1～2次
核桃山药芡实粥	具有温肾健脾的功效 【食材】山药20g,芡实15g,核桃仁15g,粳米100g,大枣6枚 【制法】将以上食材入锅,加水煮成粥即可。1人份,每周2～3次
巴戟菟丝子饮	具有温补肾阳的功效 【食材】巴戟天、菟丝子各10g,红糖5g 【制法】将巴戟天、菟丝子洗净放煲内,加水适量,煮开片刻,去渣取汁,加入红糖再煮至糖溶化。每日1剂,连服2～3日
肉苁蓉粥	具有补肾温阳、润肠通便的功效 【食材】肉苁蓉30g(酒浸一宿,刮去皮,细切),粳米100g,羊肉50g(细切),葱、姜、盐各少许。 【制法】煮羊肉、肉苁蓉、粳米做粥,临熟,用葱、姜、盐调味。1人份,每周2～3次

3. 情志调节

(1)善于自我调节情感,保持精神情绪的平衡,心胸豁达,精神开朗,热爱生活。不消极、悲观、沮丧。

(2)"恬淡虚无,真气从之"。遇不顺心的事不懊恼,不耿耿于怀,名利之争一笑了之,泰然自若。可到文化景点游览,或去各种工艺品街市,寄情于文化之中。

(3)可欣赏轻松欢快、激昂高亢豪迈的以徵(so)音为主调的音乐,如《喜相逢》《紫竹调》等。

4. 运动调养

(1)运动时间一年之中以春夏为佳,一日之内以阳光充足的上午为好,做到"无厌于日",即多晒太阳,每次不少于 15 ~ 20 分钟,以微微出汗为宜,要防止大量出汗。

(2)可选择慢跑、跳绳、散步、广播操、太极拳、太极剑、八段锦及其他较和缓的运动项目,可适当泡温泉、晒日光浴、空气浴。

推荐导引养生功法:

1)八段锦 - 五劳七伤往后瞧:见第五章第六节图 5-4。

2)八段锦 - 两手攀足固肾腰:见第五章第六节图 5-6。

(3)冬季避免在大风、大寒、大雾、大雪及空气污染的环境中锻炼,以免受寒湿之邪侵袭而损伤阳气。

(4)运动量以微微出汗、不感劳累为度。

(二)中医疗法

以穴位按压为主。

1. 穴位按压　具体方法见表 6-6。

表 6-6　按压穴位

穴位	功效、定位、操作方法
关元	功效:本穴为小肠募穴,具有温补肾阳、升举阳气的作用。 定位:脐下 3 寸前正中线上。 操作方法:用拇指指腹按揉,每次 1 ~ 3 分钟,每日 2 次。
涌泉	功效:本穴为肾经井穴,具有滋阴益肾、平肝息风的作用。 定位:足掌前 1/3 与后 2/3 交界处。 操作方法:用拇指指腹按揉,每次 1 ~ 3 分钟,每日 1 次,可灸。
少冲	功效:本穴为心经井穴,具有暖肾益精的作用。 定位:在小指末节桡侧,距指甲角 0.1 寸。 操作方法:每日点按 10 ~ 15 分钟,以酸痛舒适为度。
命门	功效:本穴属督脉,具有温肾壮阳的作用。 定位:在腰部,当后正中线上,第 2 腰椎棘突下凹陷中。 操作方法:每日点按 5 ~ 15 分钟,以酸痛舒适为度,也可艾灸。
肾俞	功效:本穴为肾之背俞穴,具有温阳祛寒的作用。 定位:在背部,第 2 腰椎棘突下,后正中线旁开 1.5 寸。 操作方法:每日点按 5 ~ 15 分钟,以酸痛舒适为度,也可艾灸。

2. 艾灸

(1)雷火灸:应用特制的雷火灸艾条,点燃后火头对准神阙穴,距离皮肤 2 ~ 3cm 熏烤,至皮肤发红、深部组织发热为度。

(2)热敏灸:用一支或两支艾条对准中脘、关元、足三里、心俞等穴施灸。

3. 穴位敷贴　将特定中药处方做成药膏,敷贴于中脘、神阙、心俞、巨阙、关元、肾俞、命门等穴位。阳虚体质者尤适合夏季三伏贴。

4. 摩腰　双手相搓,以略觉发热为度,将双手置于腰间,上下搓摩腰部,直到腰部感觉发热为止。搓摩腰部实际上是对腰部命门、肾俞、气海俞、大肠俞等穴的自我按摩,这些穴位多与肾脏有关。待搓至发热之时,可起到疏通经络、行气活血、温肾壮腰之作用。

第三节　冠心病气虚质治未病调养方案

一、临床表现

(一)形体特征

偏胖或消瘦,肌肉松软不实。

(二)心理特征

性格温和,喜独处,不善言辞,善于忍耐。

(三)常见表现

主项:神疲乏力,面色苍白,自汗,动则尤甚,胸闷。

副项:眼睑淡红,容易困倦,心前区胀闷、气短明显。平素舌淡红,舌边有齿痕,苔白,脉虚弱,喜食温热食物,大便正常或溏烂,小便清长。

(四)发病倾向

易患内脏下垂、胸痹等病证。

（五）对外界环境适应能力

对冬季及寒冷环境适应能力差。

（六）红外热成像表现

中焦皮肤温度偏低，心前区皮肤温度偏低或偏高，心经循行处经气郁滞（彩图 3）。

气虚质的冠心病患者，出生年份尾数为 5、8、2，或逢尾数为 5、8、2 之年又遇到大风天气，抑或逢尾数为 7、0、3 年再遇到燥秋时节，这类体质人群容易出现症状加重或反复。

二、干预方案

（一）自我调养要点

1. 生活起居

（1）遵照"春夏养阳"的原则，在春夏季应常晒太阳，选在辰时为宜，时间 0.5 ～ 1 小时，注意避免暴晒。由于背部有重要腧穴，因此以晒脊背为佳。避免风扇直吹，夏季使用空调时要注意温度不可过低。

（2）宜住坐北朝南的房子，不要贪凉而露宿室外或在温差变化大的房子中睡眠，以免受风寒而患病。多在阳光下进行户外活动，不可在寒冷、潮湿的环境中长期工作和生活。

（3）养成良好的睡眠习惯，夜间 11 点前卧床休息，避免熬夜，午时小憩。

（4）避免强力劳作、大汗伤阳。

（5）避寒就温，注意保暖，尤其是后背、上腹、下腹和足底部位。

（6）学会自我排遣不良情绪，善于与人交流和倾诉，培养开朗、宽容的性格，提高心理素质。每日监测并记录血压、心率、体重。

2. 饮食方式

（1）以补气健脾、预防因气虚运血无力导致血瘀为基本原则。生冷寒凉易伤阳气，故不可贪凉饮冷（包括冰镇食品及寒凉食物）。

（2）进餐时勿一心两用，注意进餐的气氛融洽，常与家人共餐。

（3）保持进食时间及进食量的规律性，宜吃七分饱。

(4) 每餐营养均衡, 不偏食。注意控制每天进食的总热量, 以及主食类、蛋白类、脂肪类的比例, 适当减少食盐的摄入量, 每日不超过5g。早餐摄入一定量的肉或鱼或蛋或奶, 晚餐不宜过饱及过于丰盛。

(5) 不宜多吃生冷寒凉食物, 如田螺、螃蟹、西瓜、梨、苦瓜、绿豆、海带、蚕豆、绿茶、冷饮、凉茶、大芥菜、空心菜等。

(6) 适宜食物 (表6-7)

表6-7　冠心病气虚质适宜食物

食物类别	食物明细
肉类	猪肚、鸡肉、带鱼、鲫鱼、牛肉、鸽肉、鹌鹑、猪蹄、鲍鱼、虾、海参、泥鳅、黄鳝等
蔬菜类	番茄、韭菜、洋葱、莲藕、菠菜、黑木耳、蘑菇等
果品类	苹果、核桃、樱桃、龙眼、栗子、橘子、葡萄、山楂、橄榄等
谷物类	山药、黄小米、扁豆、刀豆、黑米、粳米等
调味料	适当增加姜、葱、蒜、胡椒、茴香等

(7) 常用药膳 (表6-8)

表6-8　冠心病气虚质常用药膳

药膳名称	功效、制法
三七蒸鸡	具有益气养血的功效 【食材】母鸡1只, 三七20g, 姜、葱、料酒、盐各适量 【制法】将母鸡清洗干净并剁成小块, 三七一半切薄片上笼蒸软, 一半磨成粉, 姜切片, 葱切大段。将三七片、葱、姜与鸡块同蒸, 加适量料酒、盐、清水, 蒸2小时左右去掉葱、姜, 拌入三七粉即可, 每周1次
黄芪猴头汤	具有益气健脾、补虚益损的功效 【食材】猴头菌50g, 黄芪20g, 母鸡1只, 盐3g 【制法】将猴头菌洗净, 用温水泡发, 将母鸡切块, 与猴头菌、黄芪一起置入锅内, 隔水炖1.5小时, 加盐即成, 每周1~2次

续表

药膳名称	功效、制法
人参莲肉汤	具有补益健脾、养心的功效 【食材】人参 10g,莲子 20 枚,冰糖适量 【制法】将人参与莲子一起放入炖盅内隔水炖 1 小时左右,加适量冰糖即成,每周 2 ~ 3 次
健脾益气汤	具有健脾益气的功效 【食材】黄芪、党参、茯苓、白术各 10g,大米 200g,红枣 3 枚 【制法】将茯苓、白术加水泡 20 分钟,再与大米一起放入锅内,大火煮沸转小火煮 1 小时后加入党参、黄芪,再煮 20 分钟即成,每周 2 ~ 3 次
银鱼粥	具有健脾益气、补虚的功效 【食材】银鱼干 30g,糯米 100g,生姜、食盐各适量 【制法】将银鱼干、糯米、生姜洗净后放入锅内煮成粥,加适量盐即成,每周 3 ~ 5 次

3. 情志调节

(1)善于自我调节情感,保持精神情绪的平衡,心胸豁达,精神开朗,热爱生活。不消极、悲观、沮丧。可到景色优美处散心,或登山观日出。也可到文化景点游览,或去各种工艺品街市,寄情于文化之中。

(2)可欣赏悠扬庄重、清润淳和的音乐。多听宫(do)、商(re)调音乐,如《梅花三弄》《阳春》《春江花月夜》《月儿高》《慨古吟》《长清》《鹤鸣九皋》《白雪》等。

4. 运动调养

(1)运动时间一年之中以春夏为佳,一日之内以阳光充足的上午为好。以微微出汗、不感劳累为度,防止大量出汗。

(2)冬季避免在大风、大寒、大雾、大雪及空气污染的环境中锻炼,以免受寒湿之邪侵袭而损伤阳气。

(3)可选择慢跑、跳绳、散步、广播操、太极拳、太极剑、八段锦及其他较和缓的运动项目,可适当晒日光浴、空气浴。

推荐导引养生功法:

1)八段锦 - 双手托天理三焦:见第五章第六节图 5-1。

2）八段锦 - 背后七颠百病消：见第五章第六节图 5-8。

（二）中医疗法

以穴位按压和针刺为主。

1. 穴位按压　具体方法见表 6-9。

表 6-9　按压穴位

穴位	功效、定位、操作方法
关元	功效：本穴为任脉的腧穴，小肠之募穴，为关藏人体元气之处，具有补益元气、培肾固本的作用。 定位：脐下 3 寸前正中线上。 操作方法：用拇指指腹按揉，每次 1 ~ 3 分钟，每日 2 次，可灸。
气海	功效：本穴为任脉的腧穴，具有升阳补气、养血调经的作用。 定位：脐下 1.5 寸前正中线上。 操作方法：用拇指指腹按揉，每次 1 ~ 3 分钟，每日 2 次，可灸。
三阴交	功效：本穴为足太阴脾经的腧穴，足三阴经的交会穴，具有补益肝肾、养血调经的作用。 定位：内踝高点直上 3 寸，胫骨内侧缘后方。 操作方法：用拇指指腹按揉，每次 3 ~ 5 分钟，每日 2 次。
足三里	功效：本穴为足阳明胃经的合穴，具有健脾和胃、补中益气的作用。 定位：位于小腿前外侧，犊鼻穴下 3 寸，距胫骨前缘 1 横指。 操作方法：用拇指指腹按揉，每次 3 ~ 5 分钟，每日 2 次，可灸。
内关	功效：本穴为手厥阴心包经之络穴，交阴维脉，具有宁心安神的作用。 定位：位于前臂正中，腕横纹上 2 寸，在桡侧腕屈肌腱与掌长肌腱之间取穴。 操作方法：每日点按 10 ~ 15 分钟，以酸痛舒适为度，也可艾灸。

2. 穴位针刺

取穴：内关、郄门、神门、膻中、合谷、三阴交、足三里。

方法：毫针刺，以补虚泻实操作，留针 30 分钟。

疗程：每日 1 次，7 ~ 10 次为一个疗程。

3. 艾灸

（1）雷火灸：应用特制的雷火灸艾条，点燃后火头对准气海穴，距离皮肤

2 ~ 3cm 熏烤,至皮肤发红、深部组织发热为度。

(2)热敏灸:用一支或两支艾条对准关元、足三里施灸。

4. **摩腹:**双手相搓,以略觉发热为度,将双手置于腹部,顺时针搓摩腹部,直到腹部感觉发热为止。搓摩腹部实际上是对腹部中脘、关元、气海、天枢等穴的自我按摩,这些穴位多与脾胃有关。待搓至发热之时,可起到疏通经络、行气活血、健脾益气之作用。

第四节　冠心病气郁质治未病调养方案

一、临床表现

(一)形体特征

形体偏瘦,肌肉瘦削。

(二)心理特征

性格内向不稳定、忧郁脆弱、敏感多疑。

(三)常见表现

平素神情抑郁,时常烦闷不乐。胸胁部胀满或走窜疼痛,善太息,或嗳气呃逆,或咽间有异物感,或乳房胀痛,睡眠较差,食欲减退,容易受到惊吓,健忘,痰多,大便干,小便正常,舌淡红,苔薄白,脉弦细。

(四)发病倾向

易患不寐、郁证、胸痹等病证。

(五)对外界环境适应能力

对精神刺激适应能力较差,不适应阴雨天气。

(六)红外热成像表现

心前区皮肤温度偏低,头面部皮肤温度偏高,腹部肝经循行处经气郁滞(彩图 4)。

气郁质的冠心病患者,出生年份尾数为5、9、2,或逢尾数为5、9、2之年的春天或秋行春令之季,这类体质人群容易出现症状加重或反复。

二、干预方案

(一)自我调养要点

1. 生活起居

(1)可以多参加户外活动,常看喜剧和有激励意义的电影、电视。多外出旅游,行走于山水间,木郁则达之。

(2)居室应保持安静,禁止喧哗。居住环境应明亮、通风,光照充足,可悬挂国画等装饰以帮助舒畅情志。

(3)衣着宽松,避免穿紧身衣裤。

(4)养成良好的睡眠习惯,夜间11点前卧床休息,早8点前起床,避免无规律睡眠,避免熬夜。

(5)避免嘈杂或压抑的环境,多去开阔、安静的场所。

(6)避寒就温,注意保暖,尤其是后背、上腹、下腹和足底部位。

(7)调养以春季为主,舒展形体、舒畅情绪。春季是借助自然之力改善血瘀、气郁体质的黄金季节。

(8)多参加社会、集体活动,多参与公益活动,结交性格开朗的朋友。

2. 饮食方式

(1)气郁久则生热,而冠心病本身有阳气不足的病机,故饮食在清热的时候要注意不能过于寒凉。睡前避免喝茶、咖啡等兴奋性饮料。

(2)平时加强饮食调养,多吃红枣、百合、莲子,以健脾养心安神;可少量饮酒,以疏通血脉;适当多食用能行气、解郁、养心、安神的食物,如豆制品、柑橘、玫瑰花、茉莉花、山楂等。

(3)进餐的气氛宜融洽欢快,常与家人共餐。

(4)保持进食时间及进食量的规律性,宜吃七分饱。心情波动时选择正确的方式疏解,不可通过暴饮暴食发泄。

(5)每餐营养均衡,注意控制每天进食的总热量,以及糖类、蛋白质、脂肪的比例,适当减少食盐的摄入量。早餐摄入一定量的肉或鱼或蛋或奶,晚餐不宜过饱及过于丰盛。多进食粗粮,每餐应摄入新鲜蔬菜、水果。

(6)慎食易化风的食物,如鸡肉、鹅肉等,以及寒凉食物,如田螺、螃蟹、西瓜、梨、苦瓜、绿豆、海带、蚕豆、绿茶、冷饮、凉茶、大芥菜等。

(7)适宜食物(表6-10)。

表6-10　冠心病气郁质适宜食物

食物类别	食物明细
花类	玫瑰花、茉莉花、月季花等
肉类	猪肉、鸭肉、甲鱼、牡蛎等
蔬菜类	洋葱、丝瓜、包心菜、香菜、胡萝卜、黄花菜等
果品类	龙眼、红枣、葡萄干、金桔、佛手、橙子、橘子、山楂、柚子等
谷物类	大麦、小麦、荞麦、高粱等
调味料	姜、葱、蒜、胡椒、茴香、陈皮、紫苏等

(8)常用药膳(表6-11)。

表6-11　冠心病气郁质常用药膳

药膳名称	功效、制法
茉莉花粥	具有解郁宽胸、行气止痛的功效 【食材】茉莉花5g,粳米1人份 【制法】将茉莉花用水泡发后煮沸捞出,加入粳米煮粥,调味食用
薤白粥	具有理气宽胸、通阳散结的功效 【食材】薤白10g,粳米1人份,盐少许 【制法】薤白同粳米一起入锅加水煮粥,加盐调味,温热服食
核桃佛手饮	具有行气活血、养心安神的功效 【食材】核桃肉5个,佛手片6g,丹参15g,白糖10g 【制法】先将佛手、丹参共煎汤,将核桃、白糖共捣烂如泥,放入丹参、佛手汤中,小火煲10分钟即可服食

药膳名称	功效、制法
通调解郁茶	具有行气解郁、醒脾疏肝的功效 【食材】玫瑰花 3g，金盏花、杭菊花各 2g，薄荷叶 1g 【制法】用开水冲泡，代茶酌量饮用
双花西米露	具有化瘀解郁、温脾胃、利胸膈的功效 【食材】西米 1 人份，玫瑰花、茉莉花各 5g 【制法】用开水冲泡玫瑰花、茉莉花备用；将西米煮至半透明捞出，倒入备好的玫瑰花、茉莉花水中，略加煮沸，调味即可食用
山楂香橙露	具有平肝理气、化瘀通络的功效 【食材】山楂肉 30g，香橙 2 枚，荸荠 20g，淀粉 10g，白糖适量 【制法】将山楂肉加适量水煎煮 10 分钟，用纱布隔渣留汁待用，香橙、荸荠各捣烂用纱布绞汁，三汁调匀，煮沸，加入白糖，用淀粉勾芡成糊状即成
消脂软脉代茶饮	具有清肝化浊、消食化瘀的功效 【食材】山楂 15g，决明子 10g，荷叶 6g 【制法】以上三药洗净，为粗末，水煎或用沸水沏，代茶饮

3. 情志调节

(1)多参加社会活动和集体文娱活动，多读积极、富有乐趣的书籍，培养开朗、豁达的性格。

(2)"恬淡虚无，真气从之"。遇不顺心的事不懊恼，不耿耿于怀，名利之争一笑了之，泰然自若。

(3)可欣赏轻松欢快、悠扬舒缓的音乐。角音乐曲有大地回春、万物萌生、生机盎然之感，曲调亲切爽朗，有"木"之特性，可入肝。常听角音，有助于条达气血，调畅全身气机，代表曲目如《庄周梦蝶》《列子御风》。

4. 运动调养

(1)运动时间一年之中以春夏为佳，一日之内以阳光充足的上午为好，多接受阳光照射，每次不少于 15 ~ 20 分钟，以微微发热为宜，避免大量出汗。

(2)可选择慢跑、跳绳、散步、广播操、太极拳、太极剑、八段锦及其他较和缓的运动项目。

推荐导引养生功法：

1) 八段锦 - 双手托天理三焦：见第五章第六节图 5-1。

2) 八段锦 - 左右开弓似射雕：见第五章第六节图 5-2。

(3) 冬季避免在大风、大寒、大雾、大雪及空气污染的环境中锻炼。

(4) 运动量以微微出汗、不感劳累为度。

(5) 可做瑜伽或躯体伸展性运动，以助肝胆气疏泄。

(二)中医疗法

1. **穴位按压**　具体方法见表 6-12。

表 6-12　按压穴位

穴位	功效、定位、操作方法
内关	功效：本穴为心包经络穴，又是八脉交会穴之一，通于阴维脉，具有宁心安神、宣痹解郁、宽胸理气的作用。 定位：在前臂正中，腕横纹上 2 寸，掌长肌腱与桡侧腕屈肌腱之间。 操作方法：每日点按 5 ～ 15 分钟，以酸痛舒适为度，也可艾灸。
膻中	功效：本穴为心包募穴，具有宽胸理气、活血止痛、除痹通络的作用。 定位：在胸部，前正中线上，两乳头连线的中点。 操作方法：每日点按 10 ～ 15 分钟，以酸痛舒适为度。
神门	功效：本穴为心经的原穴、输穴，具有益心安神、通经活络的作用。 定位：在腕部，掌侧腕横纹尺侧端，尺侧腕屈肌腱的桡侧凹陷处。 操作方法：每日点按 10 ～ 15 分钟，以酸痛舒适为度。
肝俞	功效：本穴为背俞穴，具有疏肝解郁、行气止痛、益肝明目的作用。 定位：在后背，第 9 胸椎棘突下，后正中线旁开 1.5 寸。 操作方法：每日点按 10 ～ 15 分钟，以酸痛舒适为度，也可艾灸。
太冲	功效：本穴为肝经原穴，具有行气解郁、通经活络、醒神开窍的作用。 定位：在足背侧，当第 1 跖骨间隙的后方凹陷处。 操作方法：每日点按 10 ～ 15 分钟，以酸痛舒适为度，也可艾灸。

2. **手指点穴**　选取心俞、肝俞、胆俞、膈俞、内关、太冲、足临泣穴。轻触上述穴位，找到细小筋节或患者感觉疼痛的点，由浅入深、由轻至重缓慢点按

5 ～ 10 分钟,至局部筋节消失或疼痛消失为度。

3. **平衡火罐** 膀胱经闪罐 3 ～ 5 次,以皮肤潮红为度;膀胱经及督脉走罐 3 ～ 5 次,着重肝胆俞节段;留罐 5 分钟。

4. **刮痧** 以背部四花穴为刮痧部位,用刮痧板配合刮痧油刮 5 ～ 10 分钟,以出痧为度。

5. **搓擦胸胁** 端坐,宽衣,双手分别置于胸部两侧,一手向前一手向后,相对来回搓摩,一去一回为 1 次,共做 30 次,能缓解郁闷。搓擦胸胁实际上是对胸胁部膻中、鸠尾、期门等穴的自我按摩,这些穴位多与心、肝有关。待搓至发热之时,可起到疏通经络、行气活血、疏肝解郁之作用。

第五节　冠心病血瘀质治未病调养方案

一、临床表现

(一)形体特征

胖瘦均见,瘦人居多。

(二)心理特征

性格偏温和,稳重恭谦,和达,多善于忍耐。

(三)常见表现

主项:面色晦暗,易有瘀斑,易患疼痛,口唇暗淡或紫,眼眶暗黑。易脱发,肌肤干,女性多见痛经、闭经等。

副项:胸胁或其他部位刺痛,痛处不移,拒按,舌淡紫,有瘀点或瘀斑,脉细涩。

(四)发病倾向

易患出血、中风、胸痹等病证。

（五）对外界环境适应能力

不耐受风邪、寒邪。

（六）红外热成像表现

躯干两侧皮肤温度不对称，或上肢、下肢出现条索状皮肤温度增高，心经循行处经气郁滞（彩图 5）。

血瘀质的冠心病患者，出生年份尾数为 0、3、6，或逢尾数为 0、3、6 之年再遇阴寒天气，这类体质人群容易出现症状加重或反复。

二、干预方案

（一）自我调养要点

1. 生活起居

（1）遵照"气行则血行"的原则，在春季发陈、肝气舒达的季节，选取天气晴朗的时候适当进行户外活动，有利于行气化瘀。

（2）养成良好的睡眠习惯，夜间 11 点前卧床休息，避免熬夜，午时小憩。

（3）血得温则行，遇寒则凝，避免贪凉饮冷。避免强力劳作、大汗伤阳。

（4）避寒就温，注意保暖，尤其是后背、上腹、下腹和足底部位。

（5）学会自我排遣不良情绪，善于与人交流和倾诉，培养开朗、宽容的性格，提高心理素质。每日监测并记录血压、心率、体重。

2. 饮食方式

（1）以行气化瘀为基本原则。生冷易伤阳气，阳气不足则气行受阻，气不行则血瘀滞，故不可贪凉饮冷（包括冰镇食品及寒凉食物）。

（2）进餐时勿一心两用，注意进餐的气氛融洽，常与家人共餐。

（3）保持进食时间及进食量的规律性，宜吃七分饱。

（4）每餐营养均衡，不偏食。注意控制每天进食的总热量，以及主食类、蛋白类、脂肪类的比例，注意控制每天进食的总热量，以及糖类、蛋白质、脂肪的比例，适当减少食盐的摄入量，每日不超过 3g。早餐摄入一定量的肉或鱼或蛋或奶，晚餐不宜过饱及过于丰盛。

（5）慎食寒凉食物，如田螺、螃蟹、西瓜、梨、苦瓜、绿豆、海带、蚕豆、绿茶、凉茶、大芥菜、空心菜等。

(6)适宜食物(表6-13)。

表6-13　冠心病血瘀质适宜食物

食物类别	食物明细
肉类	猪肚、鸡肉、带鱼、鲫鱼、牛肉、鸽肉、鹌鹑、猪蹄、鲍鱼、虾、海参、泥鳅、黄鳝等
蔬菜类	芹菜、白萝卜、茄子、番茄、韭菜、洋葱、莲藕、菠菜、黑木耳、蘑菇、猴头菌等
果品类	核桃、龙眼、栗子、桃、橘子、葡萄、杨梅、山楂、柠檬、橄榄等
调味料	适当增加姜、葱、蒜、胡椒、茴香、红酒、红糖等

(7)常用药膳(表6-14)。

表6-14　冠心病血瘀质常用药膳

药膳名称	功效、制法
三七蒸鸡	具有益气养血的功效 【食材】母鸡1只,三七20g,姜、葱、料酒、盐各适量 【制法】将母鸡清洗干净并剁成小块,三七一半切薄片上笼蒸软,一半磨成粉,姜切片,葱切大段。将三七片、葱、姜与鸡块同蒸,加适量料酒、盐、清水,蒸2小时左右去掉葱、姜,拌入三七粉即可,吃肉喝汤,佐餐时随量食用,每周1次
红参山楂代茶饮	具有益气温阳、消食化积的功效 【食材】红参2g,山楂6g,大枣1枚 【制法】红参、山楂共为粗末,与切开的大枣共同煮沸数分钟,代茶饮,每周3~4次
补气活血饮	具有益气活血、化瘀止痛的功效 【食材】当归、川芎、白芍、黄芪各10g,红糖15g 【制法】当归、川芎、白芍、黄芪洗净,加水适量,煮开片刻,去渣取汁,加入红糖再煮至糖溶化。每日1剂,连服2~3日

3. 情志调节

(1)善于自我调节情感,保持精神情绪的平衡,心胸豁达,精神开朗,热爱生活。不消极、悲观、沮丧。可到景色优美处散心,或登山观日出。也可到文化景点游览,或去各种工艺品街市,寄情于文化之中。

(2)可欣赏悠扬庄重、清润淳和的音乐。多听宫(do)、商(re)调音乐,如《梅花三弄》《阳春》《春江花月夜》《月儿高》《慨古吟》《长清》《鹤鸣九皋》《白雪》等。也可欣赏养肝曲目,如《列子御风》《庄周梦蝶》等。

4. 运动调养

(1)运动时间一年之中以春夏为佳,一日之内以阳光充足的上午为好。以微微出汗、不感劳累为度,防止大量出汗。

(2)冬季避免在大风、大寒、大雾、大雪及空气污染的环境中锻炼,以免受寒湿之邪侵袭而损伤阳气。

(3)可选择慢跑、跳绳、散步、广播操、太极拳、太极剑、八段锦及其他较和缓的运动项目,可适当晒日光浴、空气浴。

推荐导引养生功法:

1)八段锦-双手托天理三焦:见第五章第六节图5-1。

2)八段锦-背后七颠百病消:见第五章第六节图5-8。

(二)中医疗法

以穴位按压和针刺为主。

1. 穴位按压 具体方法见表6-15。

表6-15 按压穴位

穴位	功效、定位、操作方法
合谷	功效:本穴为手阳明大肠经之原穴,具有行气活血、化瘀通络的作用。 定位:在手背,第1、2掌骨间,当第二掌骨桡侧的中点处。或以一手的拇指指间关节横纹放在另一手拇、示指之间的指蹼缘上,当拇指尖下是穴。 操作方法:用拇指指腹按揉,每次1~3分钟,每日2次,可灸。

续表

穴位	功效、定位、操作方法
太冲	功效：本穴为足厥阴肝经的输穴、原穴，具有理气活血、养血调经的作用。 定位：在足背部第 1、2 趾骨间，跖骨底结合部前方的凹陷当中，即足背最高点的前方，通常可以摸到动脉搏动。 操作方法：用拇指指腹按揉，每次 1 ~ 3 分钟，每日 2 次，可灸。
三阴交	功效：本穴为足太阴脾经的腧穴，足三阴经的交会穴，具有补益肝肾、养血调经的作用。 定位：位于小腿，内踝高点直上 3 寸，胫骨内侧缘后方。 操作方法：用拇指指腹按揉，每次 3 ~ 5 分钟，每日 2 次，可灸。
血海	功效：本穴为足太阴脾经的腧穴，犹言治血证之渊海，通治各种与血有关的疾病。 定位：屈膝，髌骨内上缘上方 2 寸，当股四头肌内侧头的隆起处。 操作方法：用拇指指腹按揉，每次 3 ~ 5 分钟。
膈俞	功效：本穴为足太阳膀胱经的腧穴，血会膈俞，能治疗各种血证，凡属有关血瘀者，均可取此穴。 定位：第 7 胸椎棘突下，后正中线旁开 1.5 寸。 操作方法：用拇指指腹按揉，每次 3 ~ 5 分钟，可灸。
内关	功效：本穴为手厥阴心包经之络穴，交阴维脉，具有宁心安神的作用。 定位：位于前臂正中，腕横纹上 2 寸，在桡侧腕屈肌腱与掌长肌腱之间取穴。 操作方法：每日点按 10 ~ 15 分钟，以酸痛舒适为度，也可艾灸。

2. 穴位针刺

取穴：内关、郄门、神门、膻中、合谷、三阴交、血海、膈俞。

方法：毫针刺，以补虚泻实操作，留针 30 分钟。

疗程：每日 1 次，7 ~ 10 次为一个疗程。

3. 艾灸 1 ~ 2 天施灸 1 次，连续 7 ~ 10 次为一个疗程。逐疗程评价干预效果，并作为确定疗程数的依据。

（1）雷火灸：应用特制的雷火灸艾条，点燃后火头对准气海穴，距离皮肤 2 ~ 3cm 熏烤，至皮肤发红、深部组织发热为度。

（2）热敏灸：用一支或两支艾条对准关元、三阴交穴施灸。

4. 背俞穴指针疗法及手指点穴 背俞指针选取心俞、膈俞，手指点穴选取血海、内关、太冲等穴。轻触上述穴位，找到细小筋节或患者感觉疼痛的点，由浅入深、由轻至重缓慢点按 5 ~ 10 分钟，至局部筋节消失或疼痛消失为度。每周干预 1 次，连续 4 次为一个疗程。逐疗程评价干预效果，并作为确定疗程数的依据。

5. 刺络拔罐　是刺络放血与拔罐相结合的一种综合疗法。以背部背俞穴血络或瘀斑为施术部位，于皮肤浅刺，然后拔火罐，以吸出少量血液。评价干预效果，并作为确定疗程数的依据。

参考文献

[1] 张文高，张萌．血瘀体质亚健康与慢病者提升免疫力的食养药膳粥与代茶饮便方 [C]// 中国药膳研究会．2021 中国药膳学术研讨会论文集，2021: 5.

[2] 边江红．古琴音乐与中医养生［M］．广州：羊城晚报出版社，2013:21-42.

[3] 郑红云，徐盛开，李英，等．八段锦在急性心肌梗死经皮冠脉介入术后患者 I 期心脏康复中的应用效果 [J]．中国医药导报，2023, 20 (27): 179-182.

[4] 代金刚．中医导引养生学 [M]．北京：人民卫生出版社，2016:111-112.

[5] 沈雪勇，刘存志．经络腧穴学［M］．北京：中国中医药出版社，2021:48-158.

[6] 彭柳莹，谢胜，张丽敏，等．基于象思维分析背俞指针疗法 [J]．中医药导报，2022,28(6): 163-166.

[7] 谢胜．五行藏象中医外治疗法［M］．北京：中国中医药出版社，2019: 138-139.

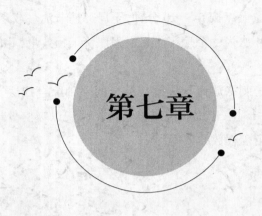

第七章

中医护理与冠心病心脏康复

第一节　概述

一、概念

　　心脏康复指使心脏病患者恢复适当的体力、心理和社会适应能力,并使患者通过自己的努力尽可能在社会上占有正常地位的一切措施。心脏健康管理涉及运动、用药、健康教育、心理健康干预、社会服务、营养、睡眠控制等多项协同的整体干预方法,通过对心血管疾病危险因素的研究,给予患者合理指导,从而使患者保持身心健康,降低心血管疾病的发病率。

二、意义

　　心脏康复是一个新型的交叉学科,在合理、科学诊断的基础上,通过给予心血管疾病患者全方位的帮助和照顾,可以更安全、高效地防治心血管疾病的某些并发症,预防心血管事件的发生,让心血管疾病患者达到近乎正常甚至正常的生命状态,从而降低再发心血管事件和猝死的风险,并及时恢复患者的正常体能,促进重返社会。

三、护士在心脏康复中的定位

　　心脏康复包括多学科、综合性的干预治疗措施,因此需要多种医疗专业人员的参与。需要全科医师,同样甚至更加需要的是直接与患者或患者家属接触并给予指导的护士、康复师、营养师、临床心理师和技师。护士是心脏康复多专业组织的主要人员,在项目处方的实施、药物支持、心理护理、健康培训等领域担任重要角色。

　　护士在心脏康复中的作用:

　　1. **评估者**　为实现心脏康复,在实施时再次评估患者病情,拟定下一步实施方案。

　　2. **实施者**　心脏康复主要采用五大核心处方干预心血管病的主要风

险因素,而处方的实施都离不开康复护士。

3. 教育督导者 心脏康复实施过程中需要克服众多困难,对患者依从性有巨大的考验。

4. 协调员 参与心脏康复的人员构成一个专业的团队,护士是团队中的纽带,对整个心脏康复团队的资源进行统筹,充分利用团队资源,帮助患者制定合理的治疗方案。

第二节 冠心病心脏康复的适应证和禁忌证

一、冠心病心脏康复的适应证

1. 临床稳定的急性心肌梗死、陈旧性心肌梗死。

2. 稳定型心绞痛。

3. 冠状动脉搭桥术后。

4. 冠心病继发的慢性心力衰竭。

5. 冠心病经皮冠状动脉腔内血管成形术。

6. 存在冠状动脉疾病危险因素者,如糖尿病、高血压、血脂异常或肥胖。

7. 适合系统化运动锻炼和健康教育的其他患者。

二、冠心病心脏康复的禁忌证

(一)绝对禁忌证

1. 生命体征不平稳、病情危重需要抢救。

2. 急性心肌梗死,或重大的心血管事件后症状不稳定者,或并发急性心力衰竭、恶性心律失常。

3. 降压反应异常,直立引起血压波动及伴随体征、运动中收缩压不升反降 > 10mmHg 或血压过高(收缩压 > 220mmHg)。

4. 存在严重的血流动力学障碍。

(二)相对禁忌证

1. 电解质紊乱。

2. 心动过速或严重的心动过缓,或静息心电图表现出明显的心肌缺血。

3. 二度房室传导阻滞、三度房室传导阻滞。

4. 室壁瘤或主动脉瘤。

5. 有症状的贫血。

第三节　冠心病心脏康复的护理实施方案

一、目标

1. 纠正生理和精神方面的不平衡现象,协助患者早日重返社区。

2. 通过心脏康复降低猝死发生率、再发病率和再入院率,控制冠心病变化的危险因素,从而控制或逆转动脉粥样硬化进程。

3. 提高患者的生活质量,改善患者的社会、职业和心理状态。

二、策略

在 3～6 个月内完成 36 次心脏康复项目,包括渐进式运动训练、生活方式指导和心理咨询。

三、分期

心脏康复一般分为Ⅰ期康复、Ⅱ期康复和Ⅲ期康复,其中,Ⅱ期康复既是心脏康复的核心层次,也是Ⅰ期康复的延伸,还是Ⅲ期康复的基础。

（一）Ⅰ期康复

1. 时间节点

（1）起点：冠心病患者在过去 8 小时内无新发或再发的胸部疼痛，且肌钙蛋白水平没有再升高，没有发生新的心功能失代偿表现（静息时呼吸困难伴湿啰音），没有严重的心律失常或心电图动态变化，静息时心率为 50～100 次/min，静息时血压为 90～150/60～100mmHg，血氧饱和度 ≥ 95%，则可以进行Ⅰ期康复。

（2）终点：患者出院。

2. 目标　避免患者长期卧床带来的不良影响，如运动耐量下降、低血容量、血栓栓塞性并发症，促进患者恢复活动功能及自理能力，提高生活质量，减轻心理痛苦，并为Ⅱ期康复做准备，减少住院次数。

3. 专科评估　全面评估患者的症状、生命体征、病史、危险因素及日常生活能力等。

4. 护理策略　冠心病患者住院时的护理策略包含综合评估、引导戒烟、运动、日常活动辅导和康复教育。

5. 康复护理方案实施　从床上被动运动开始，逐步过渡到床上坐位、坐位双脚悬在床边、床旁站立、床旁行走、病室内及走廊步行、上楼梯或踏车训练，运动量控制在心率增加 20 次/min 左右，且呼吸困难评分（Borg）< 12 分。住院时间一般是 5～10 天，住院期间在确保安全的前提下逐渐扩大日常活动范围，达到患者能自行就诊、日常生活可以自理。

以下为急性心肌梗死急性期的康复方案：

第 1～2 天入住冠心病监护病房（cardiac care unit，CCU）或重症医学病房（intensive care unit，ICU），以卧床休息为主，护理人员协助擦拭身体。第 3～4 天在医务人员监护下床旁踏步，站立测体重，自主刷牙，护理人员协助洗头。第 5～7 天转入普通病房，下床在室内行走，使用室内坐便器，检查时坐轮椅。第 8～10 天在病房楼内自由行走，检查时辅助步行，可淋浴，在医务人员监护下至运动治疗室行运动疗法，准备出院指导。

（1）评估

1）临床表现：询问患者的症状，有无胸痛、胸闷、心慌；观察生命体征是否正常，有无严重心律失常；观察皮肤情况，有无皮肤破损。

2）病史：高脂血症、高血压、糖尿病及心血管疾病家族史等。

3）危险因素：高血糖、肥胖、吸烟等。

4）日常生活能力评定：根据日常生活能力评定量表（ADL Scale，表 7-1）评估患者的自理能力，指导制定和修订治疗计划、评价训练效果、安排出院后训练及就业等。

表 7-1　日常生活能力评定量表

日常活动项目	完全独立	需部分帮助	需极大帮助	完全依赖	入院评定	出院评定
进餐：指用合适的餐具将食物由容器送到口中	10	5	0	—		
洗澡	5	0	—	—		
修饰（洗脸、刷牙、刮脸、梳头）	5	0	—	—		
穿衣（穿脱衣服、鞋袜，系鞋带、扣子、拉拉链）	10	5	0	—		
可控制大便	10	5	0	—		
可控制小便	10	5	0	—		
如厕（擦净、整理衣裤、冲水）	10	5	0	—		
床椅转移	15	10	5	0		
平地行走 45 米	15	10	5	0		
上下楼梯	10	5	0	—		

评分结果分为 4 个等级：

0 级 = 生活自理：100 分，日常生活能力良好，不需要他人帮助。

Ⅰ级 = 轻度功能障碍：99 ~ 61 分，能独立完成部分日常活动，但需一定帮助。

Ⅱ级 = 中度功能障碍：60 ~ 41 分，需要极大帮助才能完成日常生活活动。

Ⅲ级 = 重度功能障碍：< 40 分，大部分日常生活活动不能完成或完全需人照料。

（2）运动处方：运动处方是心脏康复的五大处方之一，是核心手段，指通过一定程度的运动与刺激，提高毛细血管内皮能力，以稳定冠状动脉斑块，促使侧支循环形成，从而提高心肌收缩力降低冠心病患者的住院率和病死率，提高患者的生命质量。运动处方以安全、有效为基本原则，同时应因人而异地制定全面、个体化的治疗方案。运动强度要逐渐增强，循序渐进。

如心脏导引法，就是利用运动、控制呼吸、疏导经脉使心肌做间接的运动，使内脏器官协调一致，以发挥医疗保健的效果，包括呼吸吐纳、八段锦、太极拳、五禽戏等。Ⅰ期康复的卧床患者，建议在病情允许的情况下尽早进行床边康复，可选择气息导引和肢体导引。

1）气息导引：即"六字诀"，急诊经皮冠脉介入术（PCI）患者卧床期间，可每2小时练习六字诀一次，配合有效咳嗽，每次6遍，持续至术后2周。

2）肢体导引：坐式八段锦适用于普通PCI患者。通过宁神静坐、手抱昆仑、指敲玉枕、微摆天柱、手摩精门、左右辘轳、托按攀足、任督运转8个动作拉伸身体，推动气血运行。

（3）戒烟处方：引起烟草依赖的因素包括生物因素、心理因素和社会文化因素，戒烟过程中需要医生指导，包括针对心理依赖和生理依赖的治疗。

治疗原则：①榜样示范作用；②重视戒烟宣教，通过书籍、科普讲座、观看视频等方式让患者了解戒烟的必要性；③鼓励家属介入，通过家属的协助增强患者的依从性与自觉性，给予心理支持和行为指导；④给予戒烟药物治疗；⑤安排随访。

（4）营养处方：在均衡饮食的基础上适当减少总热量，尽量保持理想体重或逐渐趋近理想体重是营养处方的基本原则。

目前通常使用中国膳食指南（2022）并综合冠心病患者的关键实验室检查指标（如低密度脂蛋白、血浆白蛋白、总蛋白等）及体重指数（BMI）进行综合评估。因此，护理人员应充分了解冠心病患者的各项实验室检查，对患者的整体营养状况做出正确的评价，据此制定合理的饮食方案，实施个体化营养干预方法，通过加强营养指导、提倡平衡饮食，使患者树立正确的膳食观。

营养标准包含客观的营养评价、正确的营养治疗、合理制定营养处方、严格全面实施营养控制。一般要求控制每天的总热量,膳食中饱和脂肪酸、盐及其他营养物质的配比合理。总热量和胆固醇摄入量过多、蔬菜水果摄入量不足及不均衡饮食大幅增加心血管疾病的发病率,科学饮食能降低心血管疾病的风险,积极、合理的营养疗法可降低冠心病的发病率和病死率。具体要求包括:每餐八分饱,膳食多样化,每餐的膳食成分占比为蔬菜水果 50%,蛋白质 25%,主食 25%。每天摄入蔬菜水果 300 ～ 500g,谷物 150 ～ 300g,动物蛋白 125 ～ 175g,食用油 < 25g,饮水不少于 1 200ml;钠盐摄入量 < 6g,适当增加钾盐摄入量,每天摄入钾盐 ≥ 4.7g。富含钾的食物有坚果、豆类、瘦肉、桃、香蕉、水梨、西瓜、橘子、海带、木耳、蘑菇、紫菜等。

(5)心理处方:心具有主血脉和藏神两大功能,两者相互影响。西医学的"双心医学模式"是在躯体药物疗法的基础上,对具有严重心理障碍的患者加以治疗并实施相应心理干预的方法。

1)护理:向患者介绍呼吸运动方式、音乐治疗等,以缓解患者的不良心理心态。

2)情感疏导:引导患者阐述自身观点、表达消极情绪,并对患者的心理健康状况加以监测,有助于加强患者管理,进而降低冠心病的发病率。

3)音乐疗法:《黄帝内经》的五音疗法运用角、徵、宫、商、羽五音,通过音调、节拍、韵律对脏腑产生不同的影响,进而引起情志反应,可在心理干预方面发挥很大功效。针对入睡困难的患者,可播放促眠音乐,提高睡眠质量。

6. 中医药特色技术

(1)耳穴贴压(耳穴埋豆):用探针以适宜、均匀的力度准确探寻穴区内的敏感点,用75%乙醇常规消毒施术部位。常规操作以单耳为宜,一般可留置 3 ～ 7 天,两耳交替使用贴压。操作过程中注意观察患者情况,若有不适应立即停止,并通知医师配合处理。指导患者正确按压,观察耳穴贴是否固定良好,耳部皮肤有无红、肿、破溃等情况,询问症状是否缓解或减轻。

(2)穴位敷贴:充分暴露施术部位,同时注意保暖并保护隐私。膏药的摊制要厚薄均匀,厚度以 0.2 ～ 0.3cm 为宜,并保持一定的湿度。敷贴后观察局部及全身情况,若出现红疹、瘙痒、水疱等过敏现象,应立刻停止使用,立即报告医师,遵医嘱予以处理。敷贴期间避免食用寒凉、过咸的食物,忌烟、酒、腥膻、辛辣等食物。

(3)雷火灸:选择合适的施灸时间,如失眠患者在临睡前施灸,不要在空腹或饱餐后立即施灸。施灸过程中询问患者有无灼痛感,调整距离,及时将艾灰弹入弯盘,防止灼伤皮肤。施灸后局部皮肤微红灼热,属于正常现象;灸后出现小水疱,无需处理,可自行吸收;如水疱较大,则需立即报告医师,遵医嘱配合处理。

(4)药熨法:药熨过程中保持药袋的温度,以患者能耐受为宜,一般不宜超过 70℃,老年、婴幼儿及感觉障碍者不宜超过 50℃,以免发生烫伤。药袋冷却后应及时更换或加热。操作过程中密切观察患者的反应及皮肤情况,若患者感到疼痛或出现红疹、瘙痒、水疱时,立即停止操作,报告医师,并配合处理。

7. 危险因素预防与处理 设置心脏康复护理应急预案,且至少包括心血管突发事件应急预案和跌倒应急预案。

(1)心血管突发事件应急预案

1)心搏骤停:包括室颤、无脉性室速、无脉性电活动。发生心搏骤停时,需迅速通知医生,配合医生做好抢救工作,后续将患者送至重症医学病房,根据病情实施基础生命支持。

2)心肌缺血:主要症状是胸痛,有时伴随发冷、恶心、呕吐等,应中断运动并行心电图检查,予床边心电监测,遵医嘱予吸氧、开放静脉通道、完善相关检查。

3)急性心力衰竭:患者在运动过程中出现异常的呼吸困难时,应评估脉搏、心率及血氧饱和度。血氧饱和度低于 90%、心率超过 120 次/min 时应立即中断运动,取半卧位,并予心电监测、吸氧等,配合医生做好抢救工作。

4)意识障碍/休克:导致患者意识障碍的原因很多,如动脉瘤破裂、肺栓塞、低血糖等。对意识完全丧失者,应立即行心肺复苏;对意识水平下降者,应迅速给予心电监测、吸氧、开放静脉通道、完善相关检查;对低血糖者,立即予口服 50% 葡萄糖,15 分钟后复测血糖。

(2)跌倒应急预案:患者在心脏康复过程中跌倒,护士应立即到达患者身边,不要搬动和移动患者,测量生命体征,判断意识、瞳孔、生命体征及受伤情况,根据评估结果完善进一步检查和开展对症护理,对患者及家属进行心理支持及健康教育。了解跌倒情境,评估周围环境,去除不安全因素,记录并加强巡视。

(二)Ⅱ期康复

1. 时间节点 出院1年内均可进行Ⅱ期康复。

(1)起点:推荐在出院1～3周内启动,3～6个月内完成36次医学监护下的心脏康复。

(2)终点:心血管事件后1年左右。

2. 目标 通过协助心脏康复综合评估、危险分层、执行运动处方、健康教育及心理支持等,帮助患者进一步提升运动能力、纠正心血管危险因素、改善生活方式、提升情绪和睡眠管理能力。

3. 专科评估 结合Ⅰ期康复收集的病例资料,协助医生完成相关量表评估及检查,并汇总结果,以便医生进行危险分层。

4. 护理策略 本阶段为Ⅰ期康复的延续,包括疾病评估、生活管理、综合落实五大处方、日常行为引导和心理健康指导。

5. 康复护理方案实施 Ⅱ期康复是以体力活动锻炼为基础的运动方案,包括热身阶段、训练阶段、恢复阶段3个阶段,运动形式包括有氧运动、抗阻运动、柔韧性运动及平衡功能训练。运动强度可根据无氧阈法、靶心率法、主观用力程度分级等确定。

(1)评估:指导患者对自身症状进行评估,通过对患者总体状况、风险分级及影响医疗效果和预后等各种因素的综合评价,协助医生制定康复策略。

(2)运动处方:运动治疗是Ⅱ期康复的主要内容,主要进行心率、血压监护下的中等强度运动。以有氧运动为主,抗阻运动为辅,柔韧性运动及平衡功能训练可实施于热身阶段和恢复阶段。运动频率及时间参考身体情况评估结果制定,通常以每周5～7次、每次30～60分钟为宜。根据患者的体能、骨骼、组织情况,以及有无心绞痛和心肌缺血情况,制定个体化运动处方,包括运动类型、强度、频率、持续时间及注意事项。

1)有氧运动处方:包括走路、慢跑、骑行、游泳等。中等强度有氧运动的运动量建议为每周5天,每天30～45分钟;高强度有氧运动的运动量建议为每周3天,每天15分钟。早期可同时练习站式八段锦、二十四式太极拳、五禽戏等。

2)抗阻运动处方:抗阻运动指患者主动进行对抗阻力运动的训练方式。阻力可以来自器械(如哑铃、沙袋、弹簧、橡皮筋等)或他人,长期坚持抗阻运动可提高肌力和肌肉耐力。在保证肢体以正常方式运动及毫无疲倦感的情况下,推荐抗阻运动强度为:上肢为一次训练最大负载量的30%～40%,下肢为50%～60%,呼吸困难评分(Borg)11～13分,隔日1次,每次练习8～10组肌肉群,上下肢交替练习。

3)柔韧性运动及平衡功能训练处方:柔韧性运动及平衡功能训练能保持头颈、躯干和臀部的灵活性,从而提高平衡能力。遵循由易到难的原则,以缓慢、可控的方式进行,并逐步扩大训练区域。先拉伸上下肢肌肉,每个部位拉伸10～15秒,以有牵拉感而不感酸痛为度,每次拉伸重复5遍以上,总持续时间在10分钟以内,每周3～5次。

(3)营养指导

1)通过随访对患者及其家庭成员进行健康教育,使其关注自己的膳食目标,并指导如何达成该膳食目标;告知常见食物中盐、脂肪、胆固醇和能量的含量,以及各类食物的营养价值及其特点。根据个体的实际情况考虑膳食调整的可行性,对不同危险因素进行排序,循序渐进,逐步改善。

2)中医膳食:通过随访了解患者的病情及身体状况,辨证地进行中医饮食指导,以调畅气血、均衡阴阳。

6. 随访 《冠心病心脏康复基层指南(2020年)》指出,运动治疗约3个月,之后每6个月随访一次。随访内容包括了解运动习惯及运动方案落实情况,进行运动训练疗效再评估和训练方案调整;了解药物处方、心理处方、营养处方及戒烟处方执行情况,评估疗效并优化方案;掌握危险因素管理情况等。此外,可借助随访软件,在患者进入下一期心脏康复或复诊时提供随访提醒,以提高患者依从性。

7. **危险因素预防与处理**　运动中出现胸痛、头昏、过度劳累、气短、出汗过多、恶心呕吐、脉搏不规则、关节或肌肉疼痛,尤其血压下降时,应立即停止运动,并持续观察上述症状。停止运动 3～5 分钟后,心率仍增加,或出现致命性心律失常或心肌损伤等,应启动应急处理程序。

(1)居家运动:可选用合适的可穿戴类电子设备进行监测。如发生胸痛、憋气、呼吸困难等,则要中止锻炼,并进行医学检查。紧急情况下呼叫 120,在急救人员到来以前,家庭成员实施心肺复苏。

(2)康复门诊:需配备心电监护仪、除颤仪和急救药物,康复时可进行医学监护,监测心率、血压、血氧饱和度等。出现紧急情况时,配合医生抢救,根据评估结果开展进一步检查和对症护理。

(3)户外公共场所:医务人员到来以前应进行急救。

(三)Ⅲ期康复

1. **时间节点**　心血管事件 1 年后。Ⅲ期康复是Ⅱ期康复的延伸,主要是社会及家庭治疗,该阶段不需在监督下完成,主要依靠患者开展自主恢复活动。

2. **目标**　维持已形成的健康生活方式和运动习惯,继续运动康复和纠正危险因素,以及恢复社会心理状态。

3. **专科评估**　在随访过程中对患者进行动态评估,协同医生调整康复计划。

4. **护理策略**　加强随访,了解患者出院后的治疗效果、病情变化和恢复情况,给予必要的服药指导、营养指导、康复训练指导,包括生活或工作中的注意事项、回院复诊时间、病情变化时的处置等专业指导,在患者需复诊时提供随访提醒,以提高患者依从性。

5. **康复护理方案实施**　Ⅲ期康复主要突出良好的生活习惯及进行循证药物疗法的意义,并突出考虑患者的社会心理健康状况。出院后要继续给予预防冠心病健康宣传,根据冠心病二级预防方针开展戒烟、服药、运动、膳食、睡眠、心理引导,同时对患者及其亲属宣传急救知识。

家庭心脏康复能够提高患者参与率,有利于保证心脏康复的延续性。心脏康复护士协助医生在院内对患者进行家庭心脏康复指导和培训,使患者掌握居家运动康复技巧和自我检测技能,获得识别运动风险和自救的能力。目前,已有远程电子心脏康复设备和技术应用于医院主导的家庭心脏康复,国外有借助数字技术、人工智能、虚拟现实技术等新手段开展的心脏康复研究。心脏康复护士可应用电话、移动应用程序等监督患者家庭康复计划执行情况,并进行定期随访,开展健康教育。

参考文献

[1] 张静雅,李少玲,曹丽华,等.基于互动达标理论的心脏康复训练在冠心病介入治疗术后患者中的应用[J].中华护理教育,2022,2:160-166.

[2] 龚淼,方琴.经皮冠状动脉介入治疗术后患者心脏康复护理研究现状[J].中国护理管理,2019,10:1561-1566.

[3] 沈琳,孟晓萍,陈晓明,等.心脏康复护理专家共识[J].中华护理杂志,2022,16:1937-1941.

[4] 蒋慧,曾肖娜,马国添.心脏康复团队中护士角色定位的研究进展[J].当代护士(上旬刊),2020,7:14-16.

[5] 车琳,戴翠莲,刘伟静,等.心脏康复分级诊疗中国专家共识[J].中国介入心脏病学杂志,2022,8:561-572.

[6] 李庆印,吴欣娟,闫琳,等.以冠心病二级预防为主的心血管专科护理培训方案的制订及应用[J].中华护理杂志,2022,13:1562-1567.

[7] 赵之光,陈浩,张倩,等.运动相关心血管事件风险的评估与监测中国专家共识[J].中国循环杂志,2022,7:659-668.

[8] 李宪伦,王显,吴永健,等.经皮冠状动脉介入术后中西医结合心脏康复专家共识[J].中国康复医学杂志,2022,11:1517-1528.

[9] 张燕,饶赟,刘英华.基于"坐式八段锦"为核心的护理干预在促进PCI术后病人心脏康复效果观察[J].江西中医药大学学报,2021,5:44-47.

[10] 中华医学会,中华医学会杂志社,中华医学会全科医学分会,等.冠心病心脏康复基层

指南 (2020 年)[J]. 中华全科医师杂志 ,2021,20(2):150-165.

[11] 中国中医药研究促进会中西医结合心血管病预防与康复专业委员 . 稳定性冠心病中西医结合康复治疗专家共识 [J]. 中西医结合心脑血管病杂志 ,2019,17(3):321-329.

[12] 成涛 , 郭可威 . 从阴阳平衡看心脏康复五大处方 [J]. 中西医结合心脑血管病杂志 ,2019,17(6):939-941.

冠心病常见体质的红外热成像表现

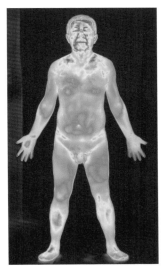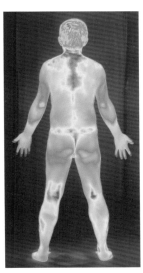

彩图 1　痰湿质红外热成像图

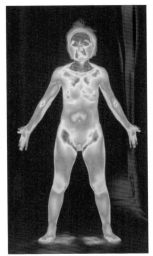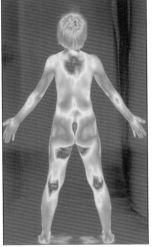

彩图 2　阳虚质红外热成像图

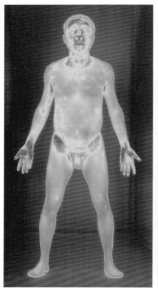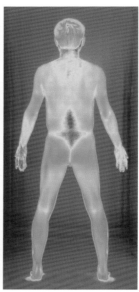

彩图 3　气虚质红外热成像图

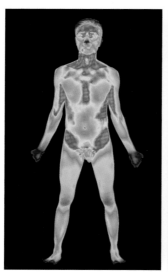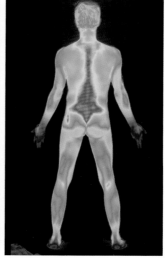

彩图 4　气郁质红外热成像图

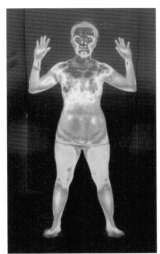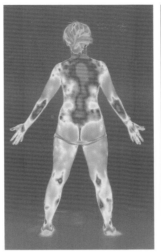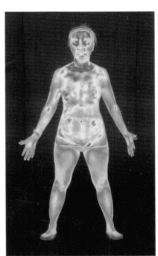

彩图 5　血瘀质红外热成像图